家有"天赋"

营养师

主编◎胡雯

副主编◎王艳 王仲 宛小燕

四川科学技术出版社

图书在版编目（CIP）数据

家有"天赋"营养师 / 胡雯主编；王艳，王仲，
宛小燕副主编. -- 成都：四川科学技术出版社，2023.12
ISBN 978-7-5727-1213-5

Ⅰ.①家… Ⅱ.①胡… ②王… ③王… ④宛… Ⅲ.
①饮食营养学 Ⅳ.①R155.1

中国国家版本馆CIP数据核字（2023）第229785号

家有"天赋"营养师

JIAYOU "TIANFU" YINGYANGSHI

主　编　胡雯

副主编　王艳　王仲　宛小燕

出 品 人　程佳月
策划编辑　林佳馥　鄢孟君
责任编辑　王星懿　刘　娟
助理编辑　赵　成
责任校对　罗　丽
封面设计　成都编悦文化传播有限公司
排版设计　四川省经典记忆文化传播有限公司
责任出版　欧晓春
出版发行　四川科学技术出版社
　　　　　地址：成都市锦江区三色路 238 号　　邮政编码：610023
　　　　　官方微博：http://weibo.com/sckjcbs
　　　　　官方微信公众号：sckjcbs
　　　　　传真：028-86361756
成品尺寸　170 毫米 ×240 毫米
印　　张　15
字　　数　300 千字
印　　刷　成都市金雅迪彩色印刷有限公司
版　　次　2023 年 12 月第 1 版
印　　次　2023 年 12 月第 1 次印刷
定　　价　58.00 元

ISBN 978-7-5727-1213-5

邮　　购：成都市锦江区三色路 238 号新华之星 A 座 25 层　　邮政编码：610023
电　　话：028-86361758

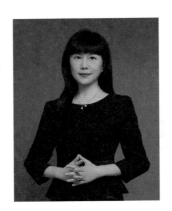

主编简介

胡雯，教授，硕士生导师，四川省卫生健康委营养与食品卫生学学术和技术带头人，四川大学华西医院临床营养科主任。任四川省营养师协会会长、四川省健康科普专家等。

从事医学营养相关工作30余年，拥有丰富的医、教、研经验。作为负责人主持并推进20余项国家级、省部级营养相关科研课题。近五年发表论文70余篇，参与国内15余项医学营养治疗指南/共识编写、制订；主编/参编人民卫生出版社所出版的专著20余本。

胡雯教授致力于全民营养科普工作，为四川大学华西医院微信公众号供稿专家；创建了全国首个医疗机构营养科普公众号"天府临床营养"，累计发布原创科普文章1200余篇，年阅读量超过百万；首创营养健康科普人才培养体系，带领团队获得全国各类科普比赛奖项上百余项，为提升公众营养健康意识和科学素养不懈努力。

序 一

当华西营养专家胡雯教授团队把《家有"天赋"营养师》书稿发给我，首先吸引我的是书名，营养师前面的两个词"家有"和"天赋"很有意思，"家有"是指一人学习能让全家受益，以点及面辐射周边，这是一个很好的健康知识科普思路，可以通过对主要个体的知识普及，在生活中带动提高其家庭成员的健康素养、实现健康饮食。打了引号的"天赋"我理解是鼓励广大读者相信自己有能力获取科学的营养知识并且合理应用，成为营养知识的受益者和传播者。国家大力提倡科普宣传，目的就是使科学研究的成果惠及广大人民群众，这本书的初心亦是如此吧。

如何保持健康，仁者见仁，智者见智。有人觉得运动最重要，有人觉得心理因素最重要。对于营养学家来说，食物就是最重要的因素，因为一蔬一饭，为每人生活之所必需。这本书系统全面地涵盖了生活所需的日常营养知识、疾病临床营养建议，作者团队以通俗易懂的语言解释复杂的营养概念和专业术语，使得读者无论是否具备专业背景，都能轻松理解。此外，书籍还配有原创简笔画插图，令内容更加生动有趣，丰富的色彩让人眼前一亮。总的来说，做到了干货不干，生动亲切，各章节划分科学合理，是一本浅显易懂、涉及面广且专业可靠、实用性强、指导作用显著的营养科普书籍。

这本书的作者团队均为资深营养师，拥有丰富的临床实践经验和专业知识。他们在撰写过程中基于最新的研究成果和权威机构的建议，提供了准确可靠的营养信息，读者可以依据本书的指导，进行饮食调整和健康管理。

在大众健康传播与创新发展的黄金时代，无论是普通读者还是专业人士，都需要优秀的健康科普书籍来引导，以更好地学习健康知识、传播科学观念，愿这本专业有趣、丰富有益的《家有"天赋"营养师》帮助读者变成"营养达人"，成为个人乃至家庭群体营养健康方面的良师益友。

张妹芝

序 二

在这个快节奏、高压力的时代，我们的身体和心灵都需要得到滋养和关怀。而食物，就是我们获取营养、保持健康的重要途径。因此，我向大家推荐这本营养科普书。

本书作者均为资深的营养学家和科普专家，以问题为导向，用简洁明了的语言，深入浅出地讲解了营养学的基本知识，书中不仅包含了热门的营养话题，如美白食物、外卖等，还详细解读了减重技巧和代餐的科学性，用轻松的语言解释了复杂的营养概念，大量的表格和清晰的逻辑结构让阅读和理解变得轻而易举，做到了答疑解惑。所以，无论是对营养膳食感兴趣的读者还是有一定营养学基础的读者，这本书都是一本全面而深入的营养知识宝典。

在这个信息爆炸的时代，我们需要一双明智的眼睛，去筛选和理解那些关于营养的信息。一本好书就像一盏灯塔，为我们指明方向。我相信，通过阅读这本书，您会更深入地理解营养学，更懂得如何去选择和享受美食，更珍惜与家人共进每一餐的时光。期待您在营养学的旅程中取得更多的收获。最后，希望这本书能成为您追求健康生活的得力助手，更好地关爱自己和家人。

祝愿大家健康、快乐！

序 三

　　健康是促进人的全面发展的必然要求，是经济社会发展的基础条件。中共中央、国务院在 2016 年发布了《"健康中国 2030"规划纲要》，提出要落实预防为主，推行健康生活方式，减少疾病发生，建设健康环境，目的就是推进健康中国建设，提高人民健康水平。在健康中国战略决策部署中，健康科普工作是不容忽视的重要部分。党和国家高度重视科普工作，习近平总书记指出，"科技创新、科学普及是实现创新发展的两翼，要把科学普及放在与科技创新同等重要的位置"。不健康的饮食习惯和代谢因素是多种慢性非传染性疾病的重要危险因素与不良预后因素。《国民营养计划（2017—2030 年）》提出要提高居民营养健康知识知晓率。在营养专业人员不足的形势下，每个人都是自己健康的第一责任人，营养健康科普迫切且至关重要。

　　从专业角度来讲，健康的饮食习惯对慢性非传染性疾病的发生、发展有重要的预防和控制作用，只是当前大众还没有充分认识到日常饮食营养均衡的重要性，还停留在"病了，可以治疗"，而不是"吃得好，可以预防"的观念。如果您关心日常生活中切实有效的营养健康知识，不妨翻开此书仔细读一读。本书汇集了胡雯教授及团队积累多年的医学营养和科普教育的宝贵经验，旨在为广大读者提供科学、实用、易于理解的营养知识，帮助每个家庭培养出自己的"天赋"营养师，从而促进民众健康水平和生活质量的提高。

本书围绕四个主题以日常生活场景中的问答方式展开讲解，手把手教您在膳食及营养方面怎么吃、怎么做、怎么选、怎么养。首先是怎么吃才能做到平衡膳食；其次对于备受关注的体重管理问题，无论是增重增肌，还是减重减脂，都需要结合相关饮食知识，在科学合理的方法下达到目标；再次从特定人群的营养需求出发，如何在饮食方面应对这些特定人群的特殊营养需求；最后从日常饮食方面讲解了心脑血管疾病、胃肠道疾病、肝胆胰疾病等疾病患者的营养支持，如何在饮食营养上做到预防疾病的发生发展。

　　如果读者们可以从这本书中收获有益的知识，可以在日常生活中科学合理地选择食物，那这本书就发挥了它该有的价值。一位德高望重的营养学老前辈——顾景范教授曾说过："膳食营养是关系国计民生的大事，需要很多代人不断努力来实现。"我们这代人需要做的就是继续一步一步向着前方的目标走，可以走得慢，但要走得稳。也希望各位读者最后学有所得，得有所用，可以树立正确的营养观，养成健康好习惯，提高自己和亲朋好友的生活质量，吃出好身体，吃出好健康。

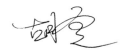

目录 contents

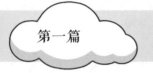 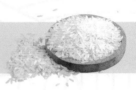

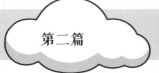

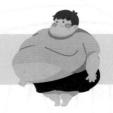

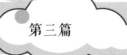 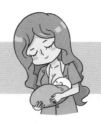

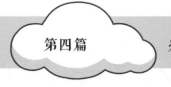

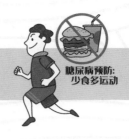

糖尿病预防：
少食多运动

第一篇

好好吃饭之
平衡膳食篇

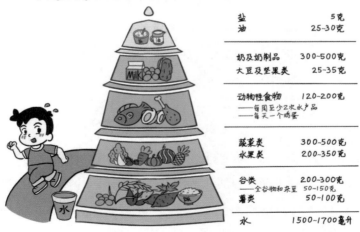

中国居民平衡膳食宝塔 (2022)

盐	5克
油	25~30克
奶及奶制品	300~500克
大豆及坚果类	25~35克
动物性食物	120~200克
——每周至少2次水产品	
——每天一个鸡蛋	
蔬菜类	300~500克
水果类	200~350克
谷类	200~300克
——全谷物和杂豆	50~150克
薯类	50~100克
水	1500~1700毫升

平衡膳食怎么吃

"民以食为天"，饮食是人类维持生命、享受世间美好的基本条件。科学合理的饮食不仅可以饱腹，还可以维持身心健康。

作为现代人，无论是爱好健身的男士、想要瘦身的女士、咿呀学语的婴儿、青春期的少年，还是想要拥有健康体魄的中老年人，都会时常被各种健康问题所困扰，也会被各种各样的健康劝告和营养信息弄得不知所措，同时还会被各种生态污染和食品安全事故吓得战战兢兢。吃得不对可能会导致高血压、糖尿病等慢性疾病的发生。所以可以这么理解，健康是吃出来的，疾病也是吃出来的。根据中国居民营养调查结果，《中国居民膳食指南（2022）》总结出了适合绝大多数居民营养需求的八条准则。

准则一　食物多样，合理搭配。

准则二　吃动平衡，健康体重。

准则三　多吃蔬果、奶类、全谷、大豆。

准则四　适量吃鱼、禽、蛋、瘦肉。

准则五　少盐少油，控糖限酒。

准则六　规律进餐，足量饮水。

准则七　会烹会选，会看标签。

准则八　公筷分餐，杜绝浪费。

当然，不同人群会有不同的生理需要，相应的饮食原则也不一样，从呱呱坠地的婴儿到不断学习的儿童，再到精力充沛的青年，成熟稳重的中年，直至步履蹒跚的老人，每个阶段人群的营养需求特点都不同。健康是人生的基石，营养是健康的基石，让我们跟着本篇内容一起学习平衡膳食，享受美好生活吧。

第一章

供能主力军——主食

第一节　全谷物有什么过人之处？

随着生活水平和健康意识的提高，大家知道饮食要粗细搭配，越来越多的人开始"怀旧"——吃得糙一点。不管是小时候的窝窝头还是奶奶手边的玉米粑，烹调小能手可以在白米饭中加点小米或玉米碴，调色的同时也丰富了营养，那么这些令人眼花缭乱的粗粮都有啥子好？粗粮相对于细粮来说，加工方式更为简单，但是粗粮不仅仅是谷物，还有薯类和杂豆类。

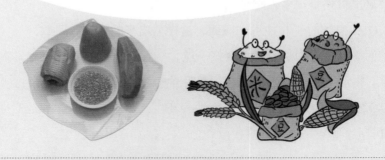

今天咱们主要来说一下全谷物是什么？就是经过初步处理但没有经过进一步加工，保留了完整颖果结构的谷物籽粒。全谷物虽然可能经过了碾磨、粉碎、挤压等方式加工，但是皮层、胚乳、胚芽的相对比例仍与完整颖果保持一致。

换句话说，全谷物，就是本身的营养成分该有的都有，我们平时吃的米面类，多数都是经过加工之后去除了糙糙的外皮，而谷物表皮其实富含膳食纤维和 B 族维生素。全谷物的好处多多，列举三条给大家看看：

①精米面里面加一些全谷物，可以预防 2 型糖尿病、心血管疾病、癌症、肥胖。这些疾病所带来的的危害远比你想的要多，所以重在预防，不要有了病以后再去治疗，到时候要花费的时间和金钱可都是更多的哟！

②全谷物里面的膳食纤维比精细米面要多，膳食纤维很大的作用是可以促进我们的肠道动起来，形成更优质的便便。

③饱腹感强，吃了不容易饿。燕麦粥吃一碗很饱，很长时间不饿。而同样能量的白米、面包等吃起来速度快，饱感差，很容易感觉到饿，结果是不自觉的让身体摄入更多的热量。

全谷物的好处这么多，是不是多多益善呢？其实，万物都有一个度，比如吃太多，也会面临消化不良或者血糖升高的问题，刚开始吃全谷物的人可放一点意思一下，逐渐加量，给消化系统适应的时间。推荐摄入全谷类 50 ~ 150g/d，相当于一天谷物摄入量的 1/4 ~ 1/3，老人、儿童、孕妇可适当减少。

这里再列举很多人吃杂粮的一些小误区，一起看看吧！

Q1：煮粥时喜欢往里加碱面，这样熬出来的粥又香又软！

回答：这个做法口感上会好一点，实际上粗粮的 B 族维生素在碱性条件下非常容易被破坏。所以，以后再煮粥可不要加碱了！

Q2：八宝粥食材丰富，里面加些花生、核桃、芝麻这些是不是营养更加丰富？

回答：No！No！No！花生、核桃、芝麻可不是全谷物，它们属于坚果，坚果里的脂肪可是很高的呦！不可多吃！

Q3：玉米碎是全谷物吗？

回答：因为玉米胚和玉米种子表面的那层种皮都不在了，所以不能叫全谷物哦。

第二节　原来这些也是主食

俗话说，"人是铁，饭是钢，一顿不吃饿得慌"。

饭，广义上来说可以是一日三餐，也可以理解为人们日常三餐中食用频率较高、为人们提供主要营养的食物，即主食。地理、气候差异导致南北两地大多数人喜欢的主食不一样，南方人偏爱米，北方人偏爱面。

主食作为我们几乎每餐都会涉及的食物，它不仅仅包括煮熟的米、面及其制品，还有薯类及杂豆类。薯类及杂豆类淀粉含量多，可以补充能量，还可以补充精细米面中缺乏的 B 族维生素以及膳食纤维等。

所以薯类（土豆、山药、红薯等）及杂豆类（除大豆以外的绿豆、豌豆、红豆等）这些"新主食"跟普通传统意义上的主食（**大米、面粉等**）有什么区别呢？

1. 主食的能量

首先我们来看看大家最关注的**能量**。这里我们用食物交换份来简单描述主食的能量，也就是可以提供约 90 kcal[①]能量的食物量，具体见表1-1。

表1-1　主食类食物交换份

食物类别	食物举例	食物重量 /g	能量 /kcal
谷物类	大米、小麦、玉米、小米、高粱、莜麦、荞麦	25	90
薯类	土豆、红薯、芋头、山药	100	90
杂豆类	红豆、豌豆、绿豆、黑豆、蚕豆	25	90

①: 1 kcal ≈ 4.186 kJ。

这个表我们可以这样理解：在所含能量上，100 g 薯类＝25 g 谷物类＝25 g 杂豆类，对于需要控制碳水化合物总摄入量的人群来说，吃了"另类"的主食后，一定要注意扣减"传统"精细米面的主食量哦。比如你一顿饭吃了炒土豆丝，别忘记土豆也算主食，那么米饭或者面条就要少吃点啦！一天的碳水化合物总摄入量最好不要额外增加哟。

温馨提示

推荐中国居民每天吃薯类食物 50 ～ 100 g，全谷物及杂豆类 50 ～ 150 g。

2. 不同种类主食的营养特点

主食的种类不一样，在营养特点方面又有什么区别呢？见表 1-2。

表 1-2　不同主食营养特点

食物种类	食物举例	营养特点	食用技能点
薯类	红薯、土豆、芋头、山药	富含维生素C和膳食纤维	用蒸煮方式加工，少煎烤
杂豆类	绿豆、红豆、豌豆、蚕豆	淀粉含量较高，脂肪含量低，富含膳食纤维和优质蛋白，富含赖氨酸	可与大米搭配着吃，提高蛋白质利用率
精制谷物	大米、小麦	富含碳水化合物，易于消化吸收，提供每日膳食大部分的能量和蛋白质，是无机盐和B族维生素的主要来源，但缺乏赖氨酸	可与富含赖氨酸的杂豆类搭配着吃，提高蛋白质利用率
全谷物	燕麦、小麦、玉米、荞麦	比精制谷物含有更丰富的膳食纤维，更多的B族维生素和维生素E、矿物质、不饱和脂肪酸等，在胃部停留时间长，饱腹时间长，但不易消化吸收	可与精制谷物搭配着吃

总之，不管是薯类、杂豆类还是全谷物，都富含营养素，其中的膳食纤维含量是精制谷物的 7 ~ 10 倍，维生素 A、维生素 E、钠、钙、铁的含量也要比精制谷物多，所以建议大家粗细搭配，这样主食才能为我们提供更全面的营养素。

3. 烹饪主食，蒸煮是最优选

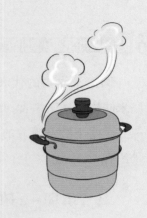

　　烹饪方法千千万，营养健康要保障。如果仅仅为了好吃，烹饪方法可以选择油炸、烧烤等，但这往往会导致食物中的营养素大量流失，影响食物的营养价值，甚至还可能会使食物产生致癌物质。

　　不同的食物有适合它的不同的烹饪方法。对于主食来说，蒸煮的方式可以保留更多的营养素，油炸、烧烤等方式不仅会流失大量的营养素，还有可能会产生致癌物质，所以冬天喜欢吃烤红薯的不如换成蒸红薯吧！

第三节　传统节日的特色食品

　　我们中华民族有许多具有深厚文化底蕴的传统节日，美食是节日永恒的主题。总会有一些代表食物，提到它们就会令人想到与其有关的节日。传统美食中，不管是清明的青团、端午的粽子、中秋的月饼、冬至的饺子，还是元宵的汤圆，尽管它们都带有不同的节日标签，但是在食材特质上面有着许多的相同点。

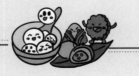

青团、粽子、月饼、饺子和汤圆都以米、面为主要原材料，且制作工艺根据地域的不同会有各种当地特色，口味多样。接下来咱们一个一个介绍这些有不同特色的食物。

清明——青团 / 圆脑青脸可口食，艾草幽香舌尖留

圆滚滚食物的代表有清明果，也就是青团。青团皮中的糯米同样也属于主食，馅料多为豆沙、芝麻、白糖、坚果等，三五个吃下肚，摄入的能量不亚于吃几碗米饭。4个青团的能量约有 600 kcal。

> **4 个青团 ≈ 3 碗米饭 ≈ 6 个苹果 ≈ 8 片吐司**

端午——粽子 / 四时花竞巧，九子粽争新

 传统美食中从形态上胜出的要数粽子了，不同地区粽子的制作手法、口味都不一样。北方喜欢甜粽，包的多是蜜枣和豆沙，具有高糖的特性。南方喜好咸粽，包的多是五花肉和猪油，具有高油高盐的特性。但不管甜咸，它的主要成分都是糯米。

中秋——月饼 / 小饼如嚼月，中有酥与饴

"小饼如嚼月，中有酥与饴"是苏东坡的诗句，"酥"意味着油多（高脂），饴意味着有甜味（高糖）。高脂高糖的食物在给我们带来快乐的同时，也带来更多的能量，市面上常见的一块掌心大小的月饼，可以提供能量约 200 kcal。

1 块月饼 ≈ 1 碗米饭 ≈ 2 个苹果 ≈ 2.5 片吐司

冬至——饺子 / 清水飘芙蓉，元宝落玉盘

饺子是一道具有代表性的中华料理，在世界范围内广受喜爱。饺子皮是未经酵母发酵的"死面"，与发面相比对血糖的影响较小，口感也更为筋道。常见的 100 g 猪肉白菜馅饺子能量为 200 kcal 左右，含蛋白质 10 g 左右，具体还要看猪肉和白菜的比例。

元宵——汤圆 / 万家灯火元宵闹，一碗汤圆瑞气盈

汤圆这也圆滚滚的"身体"隐藏着大大的能量。汤圆的馅儿，除了黑芝麻、豆沙、红豆等主料，还会加入一些油脂，如猪油可以让汤圆香味儿四溢。一碗香喷喷的芝麻汤圆（5~6个）的能量有 280~330 kcal。

5~6 个芝麻汤圆 ≈ 1.5 碗米饭 ≈ 3 个苹果 ≈ 4 片吐司

无论是青团、汤圆或是粽子，都离不开糯米。大米和糯米所含淀粉的结构有所不同，主要区别见表1-3。

表1-3　大米和糯米所含淀粉的主要区别

食物	主要淀粉结构	特质	备注
大米	直链淀粉	黏性较小	—
糯米	支链淀粉	黏性大， 不容易消化吸收	不适合牙口不好、 胃肠功能不好的人群

以糯米为主要原料的青团、汤圆和粽子，吃热的，适量即可，食用时可以替代主食。月饼不能完全当作零食，吃了月饼正餐就要少吃点，保证全天能量摄入的平衡。由于饺子皮本身的特性，肠胃功能弱的人应该适量少吃饺子。

这些传统特色食品最好是和其他食物混搭着吃，比如搭配富含膳食纤维的芹菜、山楂、萝卜等，也可以在煮饺子时烫两把青菜，还可以将月饼与水果搭配着吃。

不管是哪一种传统美食，都是中国传统节日中重要的一环，在运动不足和饮食过度的节日里，可以采用上面几招，在家把节日过得既丰盛又健康。

第二章

优秀的蛋白质
——肉、蛋、奶、大豆及其制品

第一节　最朴实的优质蛋白——畜肉

相信大家在逛超市时只要往琳琅满目的肉食品区一看，不难发现畜肉占了肉食品区的大半壁江山。让我们一起来看看"朴实"畜肉的营养价值。

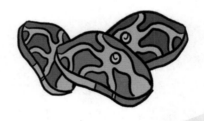

1. 猪肉的营养成分

猪肉是饭桌上最常见的肉类，也是我国居民食用最多的肉类，食用量占肉类总量的 60% 左右。猪肉的营养成分主要包括水、蛋白质、脂肪、矿物质、维生素等，其中的蛋白质营养价值较高，氨基酸全面，食用后容易被人体消化和吸收，所以猪肉成为最适合人生长发育食用的肉品。**猪肉脂肪含量为 25%～37%，是肉类中脂肪含量最高的。**猪肉的维生素含量相对较多，如 B 族维生素，其中维生素 B_1 最多，维生素 B_2 次之，其他水溶性维生素，如泛酸、叶酸、烟酸、维生素 B_6、维生素 B_{12} 和生物素等均含有。

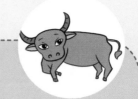

2. 牛肉的营养成分

牛肉的蛋白质含量因牛的品种、产地、饲养方式等不同而略有差别，但一般在 20% 左右，高于羊肉和猪肉。**牛肉的蛋白质含有人体必需的8 种氨基酸，且比例均衡**，在摄食后几乎可全部被人体吸收利用。牛肉的脂肪含量相对较低，在 4% 左右。牛肉还富含 B 族维生素，如维生素 B_6、维生素 B_{12}。

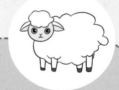

3. 羊肉的营养成分

羊肉也是富含优质蛋白的食物，其蛋白质中所含主要氨基酸的种类和数量符合人体营养的需要。羊肉中的矿物质含量与牛肉和猪肉相当。羊肉是一种风味独特、营养丰富、肌肉纤维细、肉质醇香的肉品。

每 100 g 猪、牛、羊肉营养成分含量见表 1–4。

表 1–4　猪、牛、羊肉营养成分含量　（以每 100 g 可食部计）

肉类	营养成分						
	蛋白质 /g	脂肪 /g	胆固醇 /mg	维生素 B_1/mg	维生素 B_2/mg	钙 /mg	赖氨酸 /mg
猪肉	15.10	30.10	86.00	0.22	0.13	6.00	1 322.00
牛肉	20.00	8.70	58.00	0.04	0.11	5.00	1 722.00
羊肉	18.50	6.50	82.00	0.07	0.16	6.00	1 713.00

除猪、牛、羊肉以外，其他红肉也是营养价值很高的食物，是人类平衡膳食的重要营养来源，对人类机体发育、智力发育和机体健康等发挥着重要作用。

人们爱吃肉，大多是为了满足口腹之欲，高脂肪的香美肉食是许多人的天性所爱，远离它们是没有必要的，毕竟其中丰富的蛋白质和微量元素于人体有益，需要提醒大家的是不要过量食用。世界癌症研究基金会建议，每人每周食用红肉不要超过 500 g。**根据《中国居民膳食指南（2022）》的推荐，成人每天应摄入禽畜肉类 40 ~ 75 g。**

知道了红肉应该吃多少，怎么吃也很重要。我们在烹饪红肉时，应多选用脂肪含量低的瘦肉，少吃五花肉等高脂肪畜肉，还可以先将红肉略煮，然后放入冰箱冷冻至脂肪凝固成白色，将白色脂肪去除，再继续烹调，这样能较大程度减少脂肪的摄入。在烹调方式选择上尽量用蒸、煮、汆，而少用煎、炸。并且在吃红肉时搭配粗粮，能降低胆固醇的摄入，丰富的膳食纤维还能增加肠蠕动，帮助人体及时排出有害物质。

第二节　美食界的一方翘楚——禽肉

禽肉因价格低廉成了餐桌上的常客，但是似乎更多的人更推崇"烤全羊""烤乳猪"这些所谓的大菜。

那么禽肉究竟哪点比不上畜肉？从营养学的角度来看禽肉和畜肉，禽肉毫不逊色！禽肉、畜肉的主要营养成分比较见表1-5。

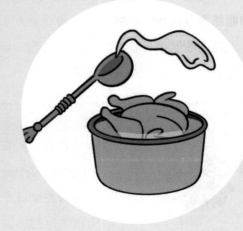

表 1-5　禽肉和畜肉的主要营养成分比较　（以每100 g 可食部计）

营养成分	能量 /kcal	蛋白质 /g	脂肪 /g	色氨酸 /mg	维生素 A/μgRAE	硒 /mg
猪肉 *	331.00	15.10	30.10	125.00	15.00	7.90
牛肉 *	160.00	20.00	8.70	125.00	3.00	3.15
羊肉 *	139.00	18.50	6.50	143.00	8.00	5.95
鸡肉 *	145.00	20.30	6.70	206.00	92.00	11.92
鸭肉 *	240.00	15.50	19.70	213.00	52.00	12.25
鹅肉	251.00	17.90	19.90	222.00（胸脯）	42.00	17.68
鸽肉	201.00	16.50	14.20	152.00	53.00	11.08
鹌鹑肉	110.00	20.20	3.10	311.00	40.00	11.67

＊表示代表值
注：所有数据来自第6版中国食物成分表

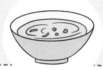

说到肉，首先想到的是它是蛋白质的优质来源。就蛋白质含量来说，禽肉蛋白质高于我们最常食用的猪肉。同时禽肉含有的氨基酸种类齐全，其中鸡肉的必需氨基酸指数达50.2%，被称为"蛋白质的最佳来源"。

在脂肪含量方面，禽肉普遍低于畜肉，**作为"健身界宠儿"的鸡胸肉脂肪含量在3% ~ 5%**。在脂肪质量方面，禽肉的脂肪质量比畜肉优质，与人体的脂肪酸比例更接近，对血脂的影响小。所以禽肉和畜肉相比，营养价值并不差，性价比很高。

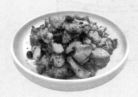

由此看来，禽肉是性价比很高的优质蛋白来源。但要注意的是，禽肉脂肪主要集中在表皮，所以建议大家最好去皮烹饪。如果将低脂肪的禽肉用重油重盐的调味料制作成味道浓郁的食品，比如辣子鸡丁、红油拌鸡，或者是带皮烤翅等，就和降脂减重的目标南辕北辙了。

第三节 大豆又大又圆，还有营养

大豆作为我国七大粮食作物之
一和四大油料作物之一，至今已有
约 5 000 年历史，已在世界各地广
泛栽培。经过中华民族几千年饮食
文化的传承，大豆的加工及烹饪方
法得到了充分的改良和发展，用大
豆加工制作的菜肴已经是我们餐桌上不可缺少的一道美食风景线。

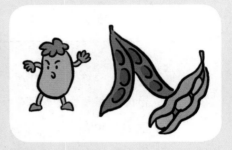

大豆根据种皮颜色的不同可分为青豆、黑豆和黄豆。不管是什么颜
色的大豆，实际营养成分差别并不大，今天我们就以黄豆为代表聊一聊
大豆及其制品的营养价值。

首先我们来看一下大豆的营养成分及价值。

1. 蛋白质

大豆是蛋白质含量特别丰富的植物，蛋白质含量为 35% ~ 40%，
是其他粮食作物的 2 ~ 5 倍，且其所含的各种必需氨基酸的构成比例与
人体接近，属于优质蛋白，是素食人群蛋白质的主要来源。更让人惊喜
的是，大豆及豆制品和米、面等主食一起吃可以提高人体对蛋白质的吸
收率。

2. 脂肪

大豆中的脂肪含量为 16% ~ 22%，在豆类中居首位，被人们美誉
为**"豆中之王"**。大豆富含油酸及亚油酸、亚麻酸等不饱和脂肪酸，有
利于降低血胆固醇和血脂，保护心脑血管。

3. 碳水化合物

大豆的碳水化合物含量为25%～30%，其中一半左右为膳食纤维，膳食纤维能够促进胃肠道的蠕动，从而加速排出体内的代谢废物，对控制血糖也有一定的帮助。

不仅如此，大豆还有属于它的"招牌"活性成分——神奇的植物化学物：大豆异黄酮和大豆低聚糖。

但是大豆自身也存在一些抗营养因子，若未能通过科学加工方法加以破坏，不但无法最大限度地发挥大豆的营养作用，食用后还可能使人出现头痛、恶心、呕吐和腹泻等症状。所以为了充分开发大豆的营养价值，"吃货们"智慧的结晶——豆制品就产生了。

营养师眼里的豆制品分为非发酵豆制品和发酵豆制品两大类。

非发酵豆制品加工过程中主要采用物理方法，或去除了大豆中的蛋白酶抑制剂等抗营养因子，或使大豆中的营养成分得以浓缩，让大豆变得更加细腻、有营养、形态多样，满足更多人的口味需求，常见的有豆浆、豆腐、豆腐干、腐竹等。

发酵豆制品则是大豆在微生物的作用下发生了化学变化得到的产物。我国的发酵豆制品主要包括豆豉、腐乳、酱油和豆酱四大类，这些食物多为调味品且含盐量较高，因此需要适量食用，特别是患高血压、心脏病等的人群。

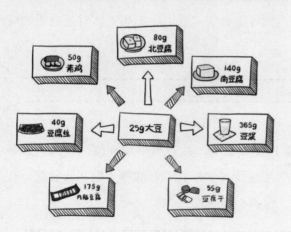

总的来说，大豆及其制品营养丰富，食用价值较高，价格低廉，具有较高的膳食价值和保健功效，而豆制品相较鲜豆能更好地被消化吸收。

第四节　鸡蛋是非多，听我给你说

鸡蛋享有"人类最好的营养来源""理想的营养库"的美誉，营养价值高，是优质蛋白、B族维生素的良好来源，也含有丰富的铁、钙、磷、锌、硒等人体所需矿物

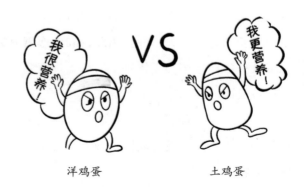

洋鸡蛋　　　　　土鸡蛋

质。同时，鸡蛋蛋白质的氨基酸比例与人体极为相似，所以吸收利用率非常高，但是"蛋红是非多"，关于鸡蛋的谣言也是层出不穷。接下来，让我们对鸡蛋的是非进行辟谣、解惑。

有人把饲料喂食的鸡下的蛋称作"洋鸡蛋"，纯谷物喂养的鸡下的蛋叫作"土鸡蛋"。有些人对土鸡蛋有天然的滤镜，认为土鸡蛋相比于洋鸡蛋营养价值更高，味道更好。那么这样的说法是否正确呢？我们来具体分析一下，见表1-6。

表1-6　"洋鸡蛋"与"土鸡蛋"的差别

鸡蛋类型	特质	适宜人群
洋鸡蛋	胆固醇、脂肪含量高，蛋黄更大，口感较好	生长发育期的婴幼儿、青少年
土鸡蛋	胆固醇、脂肪含量低，铁、钙、镁等矿物质含量高	脂代谢异常人群

从表1-6可看出，其实二者各有优势，不能单纯说谁比谁更营养。

1. 溏心蛋能不能吃？

同样的鸡蛋，烹调的生熟程度不同，人们的看法也不同。有人认为溏心蛋营养价值比全熟蛋更高，且口感更好，但事实上溏心蛋与全熟蛋的营养价值相差不大，并且**未熟透的溏心蛋容易残留致病菌**，最常见的致病菌是沙门氏菌，人体感染后可出现腹痛、腹泻、发热等症状，严重时可危及生命。

所以为了食品安全，建议食用全熟鸡蛋。但是鸡蛋也不能煮太过，这样不但不好吃，蛋黄表面还会形成灰绿色的硫化亚铁层，影响人体吸收营养物质。

2. 胆囊结石患者和心血管疾病患者能不能吃鸡蛋？

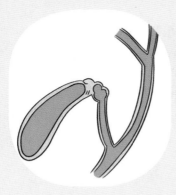

生活中有传言说，胆囊结石患者和心血管疾病患者不能吃鸡蛋或者吃鸡蛋时应丢掉蛋黄，这些传言可能是考虑到鸡蛋黄富含脂肪和胆固醇，那么这些传言是不是可信呢？

首先，胆囊结石患者可以吃鸡蛋，因为1个全鸡蛋（以50 g计）含有的脂肪量约为5 g，胆固醇含量约为300 mg，只是吃一个鸡蛋，或者说控制好吃鸡蛋的频率和量并不会导致脂肪和胆固醇的摄入超标。对于胆囊结石患者来说，更重要的还是应注意全天脂肪与胆固醇的总摄入量。

心血管疾病患者也是可以吃鸡蛋的，但血脂异常同时有糖尿病或心力衰竭风险的患者确实应该限制鸡蛋的摄入，建议每周鸡蛋摄入量为2～4个。同时心血管疾病患者应该重视烹饪鸡蛋的方法，建议少盐少油，可以做成水煮蛋、蒸蛋等。

鸡蛋作为大多数人生活中的必需品，存放方式很重要。冰箱冷藏有利于保存营养成分，还可以减少细菌繁殖。冷藏保存的鸡蛋保鲜时间可达1个月。如果是一般的散装鸡蛋，在夏季室温下可以保存大约1个星期。不过，考虑到购买的时候鸡蛋已经放了一段时间了，应看看生产日期，适当缩短保存时间。**另外，鸡蛋的正确放置姿势是大头朝上小头朝下**，因为这样可以使蛋黄上浮后贴在气室下面，可有效防止微生物入侵蛋黄。

第五节 小龙虾、螃蟹、牛蛙都可以吃？

每当到了小龙虾、螃蟹、牛蛙等美食上市的季节，总会出现一些"危言耸听"的言论，让食客们吓得瞬间放下手中的美食。难道再也不能夏天吃有滋有味的小龙虾、秋天啃肥美的螃蟹、冬天吃鲜嫩的牛蛙了？营养师告诉你，只要选对、吃对，这些食物不但十分美味、安全，还非常有营养！猪肉（瘦）与小龙虾、螃蟹、牛蛙营养成分对比见表1-7。

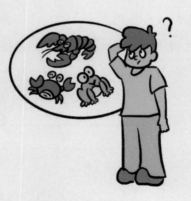

表1-7　猪肉（瘦）与小龙虾、螃蟹、牛蛙营养成分对比表 （以每100 g可食部计）

肉类	营养成分				
	蛋白质 /g	脂肪 /g	碳水化合物 /g	钙 /mg	能量 /kcal
猪肉（瘦）	20.30	6.20	1.50	6.00	143.00
小龙虾	14.80	3.80	0.00	85.00	93.00
螃蟹	11.60	1.20	1.10	231.00	62.00
牛蛙	15.70	0.50	3.40	15.00	81.00

由此可见，小龙虾、螃蟹、牛蛙都是高蛋白、低脂肪的营养价值很高的食物，避而不吃是没有必要的，至于那些传言，就让营养师为你一一解读。

1. 小龙虾

相信大家听过最多的吃小龙虾的危害就是会导致横纹肌溶解综合征！

横纹肌溶解综合征，顾名思义就是横纹肌纤维变性坏死，大量肌红蛋白成分释放进入血液，伴有威胁生命的代谢紊乱和急性肾衰竭。目前此病病因不明，并没有直接证据表明其与吃小龙虾相关，不过还是建议大家不要频繁地大量食用小龙虾，每次食用最好不要超过 0.5 kg。另外，小龙虾虾黄还是建议不吃哦！

2. 螃蟹

关于吃螃蟹最多的争议当属以下这四个。

（1）螃蟹寄生虫多，人吃多了容易被感染？

确实如此。水产品都可能携带寄生虫，寄生虫虽然听起来很可怕，但是杀死它的办法却很简单！

①彻底煮熟。不吃醉蟹、凉拌生蟹！螃蟹要在 100℃的高温下持续

蒸煮 20 ~ 30 分钟，熟透了再吃就安全多了。如果是冷冻过的螃蟹，蒸煮的时间应该更长。②选购新鲜、健康的螃蟹。用刷子

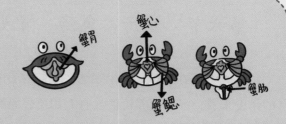

精心地为螃蟹"沐浴"，洗刷干净再入锅，**不吃蟹鳃、蟹肠、蟹胃、蟹心**。

（2）螃蟹与柿子相克，一起吃会产生胃柿石？

胃柿石是鞣质、树胶、果胶等和高蛋白食物在高胃酸作用下形成的。只要不大量或长期将柿子、山楂、黑枣等富含鞣质、果胶的食物和高蛋白食物一起吃，胃柿石就基本不会产生！有胃动力不足、胃酸分泌过多等胃部疾病的患者尤其要注意这一点。

（3）螃蟹 + 番茄 = 砒霜？

理论上无机砷和维生素 C 发生化学反应确实可产生剧毒物砒霜。但是抛开剂量谈毒性都是"耍流氓"。两者一起吃，螃蟹中的无机砷和番茄中的维生素 C 的量根本不足以发生反应产生砒霜。

（4）螃蟹加啤酒引发痛风？

有痛风或者尿酸高的人喝啤酒本就可能诱发痛风急性发作，螃蟹又属于中等嘌呤含量食物，一起食用肯定会"雪上加霜"，增加痛风急性发作的可能性。因此，普通人长期一起食用螃蟹加啤酒会增加痛风发生的风险。

3. 牛蛙

牛蛙较一般动物性食品脂肪含量少，具有较高的营养价值和药用价值。野生蛙类处理不当食用后确实会导致人体感染寄生虫，而且青蛙作为对农田有益的动物，出于环保意识，我们也应当拒绝食用。人工养殖的牛蛙，如果从正规渠道购买，经加工充分煮熟，那么一般可以放心食用。

第六节　鸡汤、鱼汤、骨头汤，补不补？

"营养都在汤里"这个观念在人们的心中根深蒂固。但是从营养学的角度来看，汤的营养价值没有人们所想象的那么高，并且其中还存在一些误区。

误区一：汤颜色越白越有营养吗？

并非如此，白色只是脂肪微滴均匀地分布在水中形成的一种乳化现象，并不是营养丰富的象征。只要有脂肪微滴、乳化剂（如蛋黄的卵磷脂、鲫鱼的可溶性蛋白质等）和水这三个成分就可以形成"乳白色汤"，所以汤的颜色和汤的营养价值没有多大的关系。

误区二：营养都在汤里？

在传统观念中，汤不仅味道鲜美，而且能为人提供能量、补充水分，促进健康。但实际上，通常用来炖汤的食材在熬制过程中，最多可以溶出 5% 的蛋白质，而脂肪和嘌呤溶出量是随熬制时间增加呈缓慢增加趋势，大部分的营养物质还是留在食材里，如果弃食材只喝汤会浪费许多营养物质。所以汤中虽有部分营养物质，但仅靠喝汤不能摄取足量、优质的营养。为了最大限度获取营养物质，正确的方法是肉和汤一起食用。

有的汤能够在提高营养摄入中起辅助作用。肉汤里面"嘌呤"这类物质，类似于调味品鸡精、味精，具有提鲜的作用，对胃口不好的患者，喝肉汤确实能促进食欲，使其获得更多的食物营养。

煲汤即把喜欢的食材放进锅里小火慢炖，有人觉得煲的时间越长，营养素溶解出来的越多。事实是煲汤 2 小时左右，汤里面的营养物质就相对较多了，就算继续煲，汤里营养物质的增加也很缓慢，甚至不增加，除非是把肉完全煮融了，否则吃块肉、喝口汤比只喝汤要营养多了。

我们要用科学的眼光来看待汤，用一句话总结就是：**"喝汤不离肉，营养又可口。"**

第七节　牛奶种类这么多，怎么选？

牛奶含有人体所需的 6 大营养素，即糖、脂肪、蛋白质、矿物质、维生素、水。但市面上的牛奶种类繁多，选购时难免会感到眼花缭乱。那么该如何正确选择适合自己的牛奶呢？

根据《食品安全国家标准　灭菌乳》（GB 25190—2010）和《食品安全国家标准　巴氏杀菌乳》（GB 19645—2010）的规定：灭菌乳中牛奶蛋白质含量应不低于 2.9 g/100 g，并且纯牛奶当中不允许添加任何食品添加剂。但我们在选购牛奶时，会发现市面上的牛奶名字很多，这些牛奶之间到底有什么区别呢？不同牛奶的区别见表1-8、表1-9、表1-10。

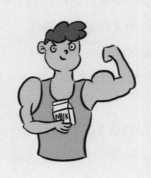

表 1-8　巴氏杀菌乳与高温灭菌乳的区别

牛奶种类	杀菌方式	营养成分变化	保存时间
巴氏杀菌乳	巴氏消毒法灭菌(70℃左右的自然环境下消毒灭菌)	保留牛奶中的绝大多数营养成分	一般是 3 ~ 7 天
高温灭菌乳	高温或超高温瞬时灭菌法（瞬间加热到 135 ~ 150℃）	牛奶损失的营养成分较多	较长，能达到 6 个月

表 1-9　有机奶与舒化奶的区别

牛奶种类	营养成分变化	适宜人群
有机奶	与普通纯牛奶几乎相同（安全标准更高、价格更贵）	乳糖耐受的人群
舒化奶	乳糖被分解为葡萄糖和半乳糖	乳糖不耐受人群

表 1-10　全脂牛奶与脱脂牛奶的区别

牛奶种类	营养成分	适宜人群
全脂牛奶	脂溶性维生素丰富，富含共轭亚油酸等有益成分	绝大部分人群
脱脂牛奶	脂肪含量低，能量少，脂溶性维生素也相对减少	高脂血症、脂肪性腹泻和减肥人群

　　通过了解这些市面上不同名称牛奶的区别，大家可以根据自身的需求去选购适合自己的牛奶。只有正确地认识牛奶、选择适合自己的牛奶，才能让牛奶在我们的生活中发挥最大的作用。

　　除了上面这几款牛奶以外，市面上还有一些打着"牛奶姐妹"旗号的含乳饮料与牛奶饮品，那它们到底属不属于牛奶呢？与牛奶又有什么差别呢？

　　含乳饮料与牛奶饮品两者几乎相同，均指以奶或奶制品为原料，加入水、白砂糖、甜味剂及适量辅料配制或发酵而成的饮料。它们与牛奶相同的恐怕只有包装上的"奶"字了，一定要注意的是，它们是饮料，而不是奶，与牛奶的营养成分天差地别，其中蛋白质含量低的仅为 0.7 g/100 g，所以不能作为奶制品选择，也不能替代牛奶。含乳饮料与牛奶饮品受欢迎的独特口感主要源于额外添加的糖及添加剂，因此不建议选购。

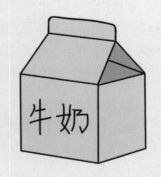

第八节　喝牛奶腹胀、腹泻，这些都可以解决

《中国居民膳食指南（2022）》推荐"吃各种各样的奶制品，摄入量相当于每天 300 mL 以上的液态奶。掐指一算，早晚一杯奶大概就可以覆盖到这个推荐量，而且指南提到的是各种各样的奶制品，不止是针对牛奶，这是为什么呢？

有人饮用牛奶后会出现腹泻和胀气等问题，这些问题大多是乳糖不耐受引起的。乳糖是一种双糖，在人体中不能直接被吸收，要先经过乳糖酶的分解，形成单糖才能被身体吸收利用，而乳糖不耐受就是因为体内缺少乳糖酶引起的。这类人群在摄入牛奶或奶制品（含乳糖）后，无法被消化的乳糖直接进入大肠，会刺激大肠蠕动加快，出现腹胀、腹泻、腹痛、恶心、肠鸣等消化道症状。

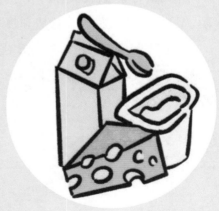

市面上有许多种类丰富、可供乳糖不耐受人群选择的奶制品，如舒化奶、酸奶和奶酪等，这些奶制品能提供与牛奶相当的营养物质，但又不容易引起腹胀、腹泻。

除了选用不同的产品，调整饮用方式也可以帮助乳糖不耐受人群改善乳糖不耐受的症状。我们可以用添加乳糖酶，少量多次、搭配固体食物和添加益生菌三种方法来减轻乳糖不耐受症状。

1. 添加乳糖酶

我们可以在食用奶制品前 3 ~ 5 分钟口服乳糖酶，增加肠道消化酶含量，利用消化酶帮助分解、消化奶制品中的乳糖。

2. 少量多次、搭配固体食物

当我们饮用牛奶时，可以少量多次饮用，最好能和面包、饼干或馒头等固体食物搭配食用，可避免或减轻乳糖不耐受症状。

3. 添加益生菌

在日常生活中，我们可以在饭后补充一些益生菌，因为益生菌不仅可加速肠道有益菌群的建立，还可以修复受损肠道黏膜，提高肠道免疫力。肠道免疫力增强了，腹胀和腹泻的情况也就能相应减轻了。

乳糖不耐受不可怕，只要选对适合自己的奶制品，应用适合自己的方法，就能减轻甚至消除乳糖不耐受带给我们的困扰，享受奶制品和牛奶带给我们的营养。

第九节　燕麦奶、杏仁奶、豆奶、核桃奶，都是奶？

随着养生爱好者对"低脂"的追求，以"0糖""0胆固醇"为卖点的植物奶受到空前的追捧，并试图撼动牛奶的"国民地位"。然而，植物奶并不是奶，因为动物奶是由动物乳腺分泌的白色或微白色液体，富含动物蛋白等营养物质，而植物没有乳腺，当然也不可能产奶。植物奶之所以叫奶，只是因为颜色和牛奶相近，为了表示产品类别才这样称呼。

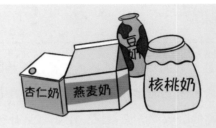

植物奶并不是一个新发明，只是一种新概念。大家常喝的豆奶、椰汁、核桃奶、豆浆等都属于植物奶，换句话说，我们的祖先很早就开始饮用植物奶，只是没有以植物奶称呼它们。伴随食品加工工艺的发展，植物奶的口感和种类都发生了很大的变化，其口感更接近于牛奶。

市面上常见的植物奶，见表1-11。

表 1-11　植物奶的分类

来源分类	举例
谷物类	燕麦奶、米浆、藜麦奶、大麦奶
豆　类	豆奶、豌豆奶
蔬果类	椰奶
坚果类	杏仁奶、花生奶、榛果奶、腰果奶、核桃奶

既然都称之为"奶"，那植物奶是不是就可以代替牛奶呢？我们从营养成分方面对比一下市面上常见植物奶和牛奶的差别，见表1-12。

表 1–12　常见植物奶和牛奶营养成分的差别　（以 100 mL 计）

种类	营养成分				
	能量 /kcal	蛋白质 /g	脂肪 /g	碳水化合物 /g	钙 /mg
燕麦奶	28.00	0.60	1.40	3.10	3.00
无糖豆奶	33.00 ~ 62.00	2.50 ~ 6.00	1.60 ~ 3.60	1.50 ~ 2.30	23.00
无糖杏仁奶	114.00	3.30	1.00	10.60	37.00
椰奶	134.00	1.60	15.80	2.00	4.00
牛奶	60.00 ~ 74.00	3.00 ~ 4.00	3.30 ~ 4.40	4.70 ~ 5.00	100.00 ~ 125.00

首先，奶制品最主要的作用就是补钙，在以上植物奶中，只有无糖豆奶、无糖杏仁奶含钙量相对多一点，但都比不上牛奶的含钙量，无论是从钙的含量还是钙的吸收率方面来讲，牛奶都是补钙的最佳来源。

其次，牛奶提供了丰富的优质蛋白，我国相关标准规定纯牛奶蛋白质含量要 ≥ 2.9g/100 mL，除了无糖豆奶和无糖杏仁奶的蛋白质含量能比得上牛奶外，其他植物奶都相差甚远。

最后，在市场价格方面，植物奶的市场价格普遍为牛奶的 2 倍以上。

这些是否表明植物奶只是一个噱头，完全比不上牛奶呢？其实植物奶也有自己的优势：完全不含乳糖，适合乳糖不耐受，对牛奶、羊奶都过敏的人群，且植物奶富含膳食纤维，胆固醇与饱和脂肪酸含量低。通过现代食品加工技术还能在植物奶中添加钙、维生素。但要注意的是，植物奶本身脂肪含量低，因此口味会比较单薄，部分商家为了增加风味，会添加很多糖调味，所以我们在选购的时候要警惕部分植物奶添加了过量的糖。

在了解了植物奶和牛奶的差别之后，大家在日常奶类的选购和饮用中，可以根据以下几句总结来挑选奶制品：**选择牛羊奶，日常已足够。植物奶虽新，市场早已有。多看成分表，注意糖含量。健康饮用奶，选对最重要。**

第三章

五颜六色的馈赠
——蔬果

第一节　蔬果中的通便神器

　　饭桌上总有那么几种让人又爱又恨的食物，人们戏称它们为"明天见"，英文名"see you tomorrow"，即在第二天能在自己的"便便"中原封不动看到它们。它们可以是金针菇，也可以是未嚼碎的玉米粒。为什么会"明天见"呢？是因为这些食物没能被胃肠道消化就直接排出来了，不能被消化的原因是它们本身含有丰富的不可溶性膳食纤维。

　　膳食纤维是一种不能被胃肠道消化的多糖，分为可溶性和不可溶性两大类。可溶性膳食纤维因为可溶于水，排出来看不到，而那些不溶于水、看得见的"丝丝儿"就是不可溶性膳食纤维。

　　膳食纤维在我们生活中随处可见，以金针菇为代表的菌类，就是典型高膳食纤维食物。金针菇（干）、竹荪（干）、口蘑（干）的不可溶性膳食纤维含量分别约为

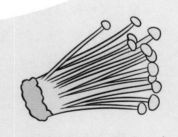

32.4 g/100 g、32.1 g/100 g、23.5 g/100 g。此外，不可溶性膳食纤维主要存在于根、茎、皮、种子中。像玉米、黑麦、大麦等保留完整谷粒的全谷物，黄豆等豆类，葵花子等种子类不可溶性膳食纤维的含量均较高。部分其他蔬菜水果也是一类富含膳食纤维的食物，除了含有丰富的不可溶性膳食纤维，还含有丰富的可溶性膳食纤维。那么由蔬果制作而来的蔬果汁，是否能够代替水果呢？不能，因为加工过程中存在维生素 C、膳食纤维等营养素的丢失，对于正常健康人群，尤其是儿童，常饮用蔬果汁会使牙齿缺乏锻炼，对其健康不利。当外出需

要携带方便，或蔬果不足时，才建议用蔬果汁等制品进行补充。

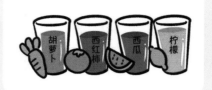

既然"明天见"，那这些食物是不是就等于白吃了呢？并不是，作为我们每日必须摄入的重要营养素之一，膳食纤维在人体肠道中发挥着以下重要作用。

1. 吸水作用

膳食纤维可通过吸收水分增加食物体积，刺激胃肠道蠕动，软化粪便，促进排便，预防便秘。

2. 间接控制体重

膳食纤维通过吸水膨胀增加人的饱腹感，同时减少人体对食物中脂肪的吸收，起到控制体重的作用。

3. 吸附作用

膳食纤维能够黏附多环芳烃、杂环烃、植酸等致癌剂及致突变剂，方便人体将其排出体外，延缓、减少人体对其的吸收，预防便秘和憩室炎，降低患肠癌的风险。

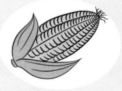

4. 调节肠道菌群

膳食纤维在大肠中经过发酵可以促进有益菌的大量增殖，抑制腐生菌的生长，改善肠道菌群，有利于一些营养素的合成和吸收。

虽然膳食纤维有这么多好处，但也不能过度补充，否则可能会出现腹胀、嗳气、食欲降低等症状，一定程度上还会抑制钙、铁、锌等元素的吸收。中国营养学会推荐的正常成年人膳食纤维摄入量为25～30 g/d。

第二节 这些蔬果会相克?

相信大家在生活中常常会听到食物相克的传言,比如什么和什么不能一起吃,吃了会怎样怎样……那么这些传言是真的吗?

传言一: 土豆、香蕉同食生雀斑?

答案:假!

雀斑是一种常见色素沉着病,皮肤出现雀斑是因为黑素细胞内的酪氨酸酶活性增加,在日光、X线、紫外线甚至日光灯照射后,产生大量的黑色素,形成斑点状色素沉着。土豆和香蕉同食后并不会产生黑色素,更不要说长雀斑了。

传言二: 桃子和西瓜同吃会腹泻?

答案:假!

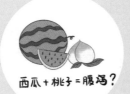

西瓜含有丰富的水分、糖及维生素 C,而桃子的营养素结构与西瓜相似,两种水果混合食用并不会产生特殊的物质。如果桃子和西瓜一起吃后出现了胃肠道症状,可能是由于其中某一种水果不新鲜所致,跟二者同食没有关系。

传言三: 木耳和萝卜同吃会引发过敏性皮炎?

答案:假!

过敏性皮炎是指因接触到某些过敏原而引起皮肤红肿、发痒、脱皮等皮肤症状的疾病，是一种与特应性有关的慢性复发性炎症皮肤病。其中食入过敏原是发病原因之一，由食物中某种成分（主要是蛋白质）作为过敏原，诱导机体产生的异常或过强的免疫反应。

萝卜和木耳一起食用不会发生特殊的化学反应，如果有过敏情况产生，可能是因为身体对于某一种食物中成分不耐受而产生的免疫反应，与同时食用并无关系。

看完以上内容，相信大家已经知道了某些"食物相克"并不存在。在日常饮食中要做到适量进食、种类搭配、食材卫生，以及按需烹调等原则，这样才能发挥蔬菜水果的真正营养作用。

第三节　日啖荔枝三百颗，到底可不可以？

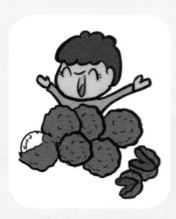

在荔枝上市的夏季，时常能听到"日啖荔枝三百颗，晕晕慌慌赴黄泉"的"荔枝病"新闻。印度还发生过因食用荔枝不慎，导致 103 名儿童死亡的事件！吃个荔枝还能要命？没错，这就是传说中的"荔枝病"。

"荔枝病"又叫荔枝中毒，由连续多日进食大量荔枝引起，常在清晨突然发病，可表现为低血糖症状，严重者可出现突然昏迷、抽搐、心律失常、呼吸困难、血压下降甚至死亡。

目前医学界较认可的说法是荔枝确实能通过特殊"毒素"导致"荔枝病"发作。这种"毒素"可以影响机体维持血糖稳定的能力，但是确切机制还是没有"实锤"哦。

看到这儿，想必大家已经有疑问了。

怎么得的"荔枝病"？

（1）空腹吃大量荔枝。

（2）不吃晚饭。

（3）幼儿进食荔枝的时间及餐次不合理，加之肝糖原储备有限，以及对毒素代谢能力较差从而诱发低血糖症。

（4）营养状况不佳并大量进食荔枝。

怎么正确吃荔枝呢？

（1）控量。健康成人每日推荐摄入200～350 g水果即可，少量多次，尤其是小孩和老人，更要控制摄入量和频次。糖尿病患者对荔枝比健康人更敏感，大量进食后可能更容易出现荔枝所致的低血糖症，因此"糖友"想要吃荔枝，可以和正餐搭配一起吃，浅尝辄止。

（2）不要空腹进食。可以饭前吃或饭后半小时吃，就是不能什么都不吃只吃荔枝！如果空腹吃了荔枝，就要及时进食易消化的米饭、面点之类的食物。

（3）不吃未成熟、不新鲜及腐败变质的荔枝。

虽然"荔枝病"可怕，但是荔枝不仅味美汁多，营养亦十分丰富。只要掌握吃荔枝的正确方法，就可以放心享受美味啦！

第四节　番茄、柠檬可以美白？

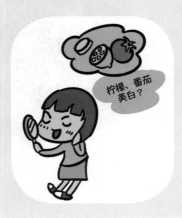

柠檬、番茄美白？

非常遗憾地告诉大家，皮肤颜色的黑与白，遗传才是决定因素！我们美白能达到的最白程度，就是手臂内侧和皮肤不裸露的部位（即不受紫外线照射的皮肤肤色）。所以对于天生肤色是小麦色或者偏黑的读者朋友们，美白方法再"花里胡哨"也不会有明显的效果。但是后天因素导致的皮肤发黑、长斑、发黄、暗沉等情况，还是可以通过努力拯救一下，让肤色更均匀，更接近原生肤色！

下面我们就来看看，宣称让你"白到没朋友"的内服美白方法是否有效呢？

1. 柠檬美白

柠檬的确含有抗氧化物质，如维生素 C 和柠檬精油，其抗氧化活性能淡化皮肤中的黑色素，因此不少女性都寄期望于喝柠檬水美白。

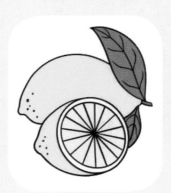

虽然维生素 C 是水溶性维生素，但柠檬中的维生素 C 并不会全部溶于水，而且鲜柠檬中的维生素 C 含量仅约为 22 mg/100 g，即使一天用一个超大的柠檬泡水，酸掉牙不说，也不如吃 100 g 大白菜（维生素 C 含量为 31 mg/100 g）来得靠谱。所以，喝柠檬水对美白没太大用处！

2. 番茄防晒

还有很多女性视番茄为夏日美白"法宝"，虽然番茄中的番茄红素

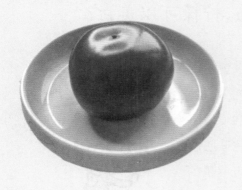

是一种很强的抗氧化剂，但目前研究还不能证明番茄红素提取物能减轻紫外线对人类皮肤的损伤，起到保护皮肤的作用。因此每天食用番茄是否能防晒美白并不确定，想要防晒美白还是要乖乖做好防晒措施呀！

第五节　维生素包治百病？

在追求健康养生的今日，在众多的保健品中，维生素凭着自己种类多、易购买并且价格相对"温柔"成为大家的首选，有些人甚至对其产生了过分的依赖。这么多种维生素，它们到底有什么区别呢？摄入维生素是否越多越好呢？面对这些困惑，下面就和大家一起来深入认识一下维生素。

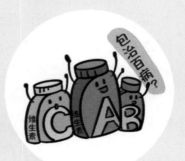

维生素是维持机体生命活动过程所必需的一类有机化合物，参与机体新陈代谢和能量转化，一般可以分为两类：一类是溶解于脂肪及有机溶剂的脂溶性维生素，其特点是易储存于体内，如果摄入的量不足，会逐渐出现缺乏该维生素的相应症状；另一类就是溶于水的水溶性维生素，其特点是易排出体外，如果摄入量过少，会很快出现缺乏该维生素的相应症状。

不同的维生素其主要功能也不尽相同，不同维生素缺乏可能引起的症状见表1-13。虽然各种维生素的功能不同，但都是我们生活中不可缺少的营养物质。

表1-13　不同维生素缺乏可能引起的症状

分类	维生素	缺乏引起的症状
脂溶性维生素	维生素A	最早的症状是暗适应能力下降,还会引起食欲下降、易感染、皮肤干燥、毛囊角化过度、毛囊丘疹与毛发脱落等症状
	维生素D	可造成骨骼和牙齿的矿物质含量异常
	维生素E	影响机体抗氧化作用
水溶性维生素	维生素B_1	会损害神经－血管系统，引发脚气病、神经炎等
	维生素B_2	主要表现为口腔生殖综合征，如唇炎、口角炎、舌炎、皮炎等
	维生素C	易患维生素C缺乏病（坏血病），主要表现为全身乏力、食欲下降；全身点状出血；牙龈出血、红肿

那么在我们的日常生活中，是否维生素摄入越多越好？当然不是，大多数维生素都有摄入最高限量，如果超过了这个量，就存在产生副作用的风险。举一个例子，维生素 E 属于脂溶性维生素，不易随尿液排出。长期、大剂量地补充维生素 E，可能会加重代谢负担，引发胃肠功能及性腺功能紊乱，甚至造成免疫力下降等问题。

怎么判断自己的维生素摄入是否超标呢？我们可以根据推荐摄入量标准来判断。见表 1-14。

表 1-14　不同维生素的推荐摄入量

维生素种类	适宜补充人群	推荐摄入量
维生素 A	18 岁及以上男性	800 μg RAE/d
	18 岁及以上女性	700 μg RAE/d
维生素 D	18 岁及以上	10 μg/d
维生素 C	18 岁及以上	100 mg/d
维生素 B_1 和 B_2	男性	1.4 mg /d
	女性	1.2 mg /d

我们了解各种维生素的推荐摄入量之后，还要了解获取它们的主要来源，才能更好地去控制我们摄入它们的量。建议平均每天摄入 12 种以上食物，每周 25 种以上；保证每天摄入不少于 300 g 的新鲜蔬菜，深色蔬菜应占 1/2；保证每天摄入 200 ~ 350 g 的新鲜水果；鱼、禽、蛋类和瘦肉摄入要适量，平均每天 120 ~ 200 g，这样就能最大限度保证维生素摄入足量而不过量。

如果我们确实是缺乏某种维生素，比如有了一些缺乏症状或者有特殊原因，就可以通过下面的表格优先选择这种维生素含量丰富的食物。见表 1-15。

表 1-15　不同维生素的主要食物来源

维生素种类	分类	食物来源
维生素 A	维生素 A 醇	动物性食物如动物内脏、鱼肝油、蛋黄、奶油脏等
	胡萝卜素	植物性及动物性食物，尤其是深绿色或红、黄、橙色的蔬菜和水果，如西蓝花、胡萝卜、菠菜、生菜、甜瓜、杏子、柿子及南瓜等
B 族维生素	维生素 B$_1$	谷类（表皮和胚芽）、豆类及干果类食物
	维生素 B$_2$	动物内脏（如肝、心、肾）、乳汁及蛋类
维生素 C		新鲜蔬菜与水果，如油菜、卷心菜、菜花、芥菜、辣椒、猕猴桃、柑橘等，一般是叶菜类含量比根茎类多
维生素 D		海水鱼（如沙丁鱼）、肝脏、蛋黄等动物性食品及鱼肝油制剂
维生素 E		植物油、谷类、坚果类、豆类及其他食物

第六节　吃了这些食物，变身"小黄人"

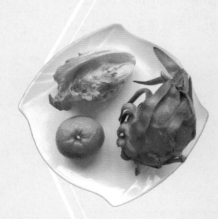

生活中充满着五颜六色的食物，这些食物中的色素不仅能使水果呈现不同颜色，还能在一些特定的时候改变人体及代谢产物的颜色。比如吃完红心火龙果后的大便甚至尿液都变成了红色，其原因就是红心火龙果里含有甜菜苷类色素，这种色素使红心火龙果呈现诱人的红色，且人体不能消化该色素，同时其着色效果极佳，所以一个红心火龙果就可以把"便便"甚至尿液染个通红。

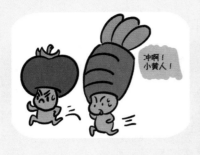

冲啊！小黄人！

再比如节假日里猛"炫"橘子的我们，在某一天可能会突然发现自己变黄了，而导致我们皮肤变黄的原因可能就是橘子中的色素——胡萝卜素。除了胡萝卜素，过量摄入番茄红素也会变成"小黄人"。

胡萝卜素又名叶红素，是一种脂色素，是维生素 A 的前体物质，也是动物体内维生素 A 的重要来源。胡萝卜素分布广，存在于胡萝卜、柑橘、南瓜等黄色的蔬果中，在深色蔬果中胡萝卜素含量也比较高。番茄红素是一种胡萝卜素样的色素，除存在于红番茄中外，还少量存在于西瓜、杏和部分热带水果中。

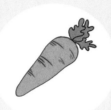

胡萝卜素血症，又名柑皮病，是一种由血液内胡萝卜素含量过高引起的皮肤黄染症，可使正常皮肤呈现黄色。这是因为过量的胡萝卜素可经汗腺分泌，经皮肤的角质层重吸收（皮肤角质层的脂质对胡萝卜素有亲和力）。所以由胡萝卜素血症引起的常见发黄部位有：胡萝卜素首先沉积在鼻唇沟和前额等皮脂腺丰富的部位以及角质层厚的掌跖部位；其次是颏、耳后和指关节等处。皮肤黄染在手掌、足底严重，而巩膜无黄染是其最主要的特征。

胡萝卜素血症发病原因主要有以下三个方面：吃太多富含胡萝卜素的蔬果；血脂代谢紊乱；胡萝卜素代谢障碍。不过大家也不必恐慌，正常吃一些富含胡萝卜素的食物都是没有问题的，一般血中胡萝卜素水平为正常的 3～4 倍才会导致胡萝卜素血症，而皮肤的颜色变化比血浆中胡萝卜素浓度升高约晚 2 周。

其实，只要根据《中国居民膳食指南（2022）》推荐的来吃，即每日蔬菜摄入量为300～500 g（深色蔬菜应占1/2），水果摄入量为200～350 g，一般情况下胡萝卜素和番茄红素是不会摄入过量的。

第四章

这样吃就对了
——偶尔放纵一下

第一节 要吃油，适量吃油，吃好油

都说居家过日子是"油盐酱醋"，油放在第一位，可见其重要性。那我们到底该怎么挑选油呢？

油的称谓因原料、制作方式等不同而不同，但不管是哪种食用油，能提供给人体的营养物质都主要是各类脂肪酸，其主要功能都是提供能量。那到底哪种油才真的好呢？

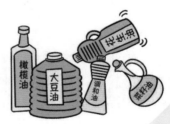

首先来看看菜籽油、橄榄油、花生油、大豆油、调和油这几种常见的植物食用油各自的特点及烹调建议，见表1-16。

表1-16 常见植物食用油特点及烹调建议

植物食用油种类	特点		烹调建议
	优点	缺点	
菜籽油	低饱和脂肪酸； 维生素E丰富； 消化吸收率高	芥酸含量较高	优先选择无芥酸或低芥酸的菜籽油； 宜炒、炖煮、凉拌； 忌高温爆炒、煎炸
橄榄油	亚油酸含量高； 含有各种维生素及抗氧化物等	价格相对较高	宜炒、炖煮、凉拌

续表

植物食用油种类	特点		烹调建议
	优点	缺点	
花生油	含锌量是油类之最；含必需脂肪酸种类丰富；所含胆碱可帮助改善记忆力，延缓脑功能衰退	可能存在少量磷脂，煎炸时易起泡沫，甚至溢锅	宜炒、炖煮、凉拌；忌长时间煎炸
大豆油	富含卵磷脂、维生素E、维生素D；脂肪酸构成较好；消化吸收率高达98％	易氧化变质，储存过程易出现色泽加深的现象	宜炒、炖煮、凉拌；忌高温爆炒、煎炸
调和油	多种植物油调和，取长补短	脂肪酸比例不同，营养价值不同，需仔细甄别	宜炒、炖煮、凉拌；忌高温油炸

通过上表我们看到每种油都"各有千秋"，没有最好的油，只有最适合的油。想要追求健康饮食，关键是要讲究营养均衡，所以建议定期更换烹饪用油的种类，不能只吃一种油。

当然我们不仅要晓得如何选油，还要学会如何用油。

1. 任何食用油都不要高温、反复使用

不管是"娇气"的橄榄油，还是"粗糙"的菜籽油，任何食用油都不适合高温、反复使用。食用油长时间在高温条件下，不饱和脂肪酸、维生素等被破坏，饱和脂肪酸和反式脂肪酸含量急剧上升，甚至形成有毒物质，食用后会对人体产生不良影响。

所以，建议在烹调过程中，以蒸、炒、烧、焖等为宜，减少烤、煎、炸等方式。

2. 不同的人群适合的油也不同

（1）婴幼儿及青少年：可选择营养物质丰富且含有易被吸收的脂溶性维生素的橄榄油，或含可促进脑部发育、增强记忆力、提高机体免疫力的亚麻籽油，或者营养均衡的调和油。

（2）中青年人：可选择含有豆类磷脂的大豆油、可促进新陈代谢的亚麻籽油、营养均衡的调和油。

（3）患有特殊疾病的老年人：高血压患者可食用含不饱和脂肪酸类的大豆油、菜籽油和葵花子油，糖尿病患者则可选择亚麻酸含量较多的葵花子油、茶油和橄榄油等。

所有的食物都有保质期，油也不例外。没开封的食用油保质期一般在 18 个月左右，但是开封了的食用油就需要在 3 个月内吃完。这个保质期不是绝对的，因为油脂酸败除了与时间有关之外，还跟其存放的温度、湿度、空气、光照等要素有关。

所以为了尽量让厨房里的食用油不提前酸败，我们还要学会如何存放食用油：

（1）建议买小桶油，避免过快氧化，也可以控制食用量。

（2）倒入油壶的油最好一周之内用完，专用油壶用完一次，要彻底清洗，否则容易污染新油。

（3）油桶、油壶不要放在灶台旁，也不要放在窗边能照到阳光的地方，食物在高温、高湿的环境中最容易酸败，正确的存放位置是阴凉通风处。

（4）在已开封的油桶里放 1～2 粒维生素 E，能起到抗氧化的作用，尽量延缓油脂酸败。

第二节　了解均衡素食

如今，素食饮食在全球范围内迅速兴起，越来越多的人开始选择素食饮食。素食并非简单拒绝任何动物性食物、全部用植物食材来替代那么简单。就素食的食物选择来说，有全素、鱼素、奶素、蛋奶素等方式，但不管是哪一种素食方式，都不吃红肉及其制品。素食的分类及饮食方法见表1-17。

表1-17　素食的分类及饮食方法

素食分类	饮食方式
全素	完全不吃动物性食物及其产品
鱼素	戒食红肉、禽类肉食，但仍进食水产类（以鱼为主）
奶素	在素食的基础上仍进食奶类及相关产品
蛋奶素	在素食的基础上仍进食蛋奶类及其相关产品

这些长期吃素的人群会缺乏营养吗？如果素食者膳食安排不合理，有可能由于膳食组成中缺乏动物性食物，引起维生素B_{12}、n-3多不饱和脂肪酸、铁、锌等营养素摄入不足，从而增加这些营养素缺乏的 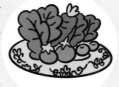 风险。全素人群可适当补充膳食补充剂，这是因为人体对一些动物来源的营养素的消化吸收率优于植物来源的营养素，所以全素人群更容易缺乏蛋白质、矿物质以及某些维生素，因此对于选择素食的人群，我们建议尽量选择鱼素或蛋奶素。

为什么有些吃素的人反而更胖呢？可能是因为他们吃的主食太多了，碳水化合物摄入过多，进而转化为体内的脂肪。

另外，素食也有健康和不健康之分。很多营养差的食品，比如膨化食品、油条、果脯、人造奶油等，都可以称为"素食"，但经常食用并不利于健康。比如印度有一些素食主义者长期吃甜食还有油炸食品，肥胖者并不比肉食者少，甚至还会患上心血管疾病。

素食者怎么样才能做到均衡素食呢？

（1）食物多样，主食以谷类为主，适量增加全谷物。每周摄入的食物种类至少为 25 种，做到餐餐有谷类，且至少保证三餐中有一次有全谷物或者杂豆类。

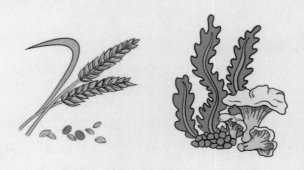

（2）增加大豆及其制品的摄入，选用发酵豆制品。大豆及其制品中富含优质蛋白，可以保证素食人群的蛋白质摄入量，如豆浆、豆腐皮、黄豆芽等食物。发酵豆制品（如豆豉、腐乳、豆瓣酱等）的制作过程中会合成维生素 B_{12}，可作为素食人群维生素 B_{12} 的重要来源。不过这些发酵类食物多为调味品且钠含量过高，因此需要适量食用。

（3）常吃坚果、海藻和菌菇：坚果、海藻和菌菇类食物中的矿物质和维生素含量相对较高，可作为素食人群铁、锌的重要来源。

（4）蔬菜、水果应充足：蔬菜每天应摄入 300 ~ 500 g，水果每天应摄入 200 ~ 350 g。

（5）合理选择食用油：素食人群应选择富含 n-3 多不饱和脂肪酸的食用油，如亚麻籽油、核桃油、菜籽油和大豆油等。

第三节　火锅的正确"打开方式"

要问什么美食受欢迎，火锅一定能占一席之地。有人对火锅情有独钟，也有人对其避而远之。

1. 火锅到底健不健康？

大家记住这句话：没有绝对不健康的食物（坏掉的除外），只有不健康的吃法。

所以火锅健康与否还得看怎么吃。新鲜的食材，新鲜出锅的食物，火锅可谓是加工环节最少的一种烹调方式了，相比油炸、烘烤等方式健康多了，但吃火锅还是要有正确的食用方法才能真正保证健康。火锅的加热温度为100℃左右，刚烫好的食物的确诱人无比，但立刻吃掉会损伤食管黏膜，甚至可能伤害胃肠黏膜，增加患食管癌、胃肠道疾病等的风险。所以吃火锅时一定莫着急，烫好的食物要凉一凉，美味又健康。

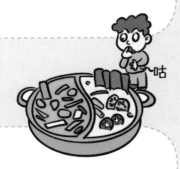

2. 吃火锅真的会致癌吗？

正确吃火锅不会致癌。有人会说火锅汤中的亚硝酸盐是很危险的致癌物，怎么还说火锅不会致癌呢？的确，火锅久煮后的亚硝酸盐含量相对较高，但是抛开剂量谈毒性是不合理的：在煮沸90分钟的火锅中，亚硝酸含量为 **5.2 ～ 15.73 mg/L**，但只有摄入 **300 ～ 500 mg** 亚硝酸盐时，才会出现中毒现象，而达到这一量级意味着需要喝掉**大约12.5 L甚至更多的火锅汤**，显然一次性喝掉那么多火锅汤是完全不现实的。

3.吃火锅容易拉肚子？

吃火锅一时爽，吃完火锅就拉肚子却过分"酸爽"。拉肚子可能的原因有以下 3 个。

（1）太辣了：辣椒素刺激胃肠道加快蠕动。

解决措施：降低辣度。

（2）"冰火两重天"：一边吃火锅一边喝冷饮，忽冷忽热会导致胃肠道收缩异常，造成消化不良。

解决措施：火锅缓缓吃，饮料不加冰。

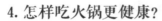

（3）吃太久、吃太多：边吃边聊往往会吃很久，这种持续进食不知不觉就会吃得过多，会增加胃肠道负担，可能导致胃肠功能紊乱而发生腹痛、腹泻等。**解决措施：点菜要适量，剩菜可打包。**

4.怎样吃火锅更健康？

可能有人会说"我都吃火锅了，还在乎健不健康？我图的就是一个开心"。试试下面这几个小建议，或许你会"真香"。

（1）清汤锅底或鸳鸯锅：尤其适合老年人及慢性病患者。

（2）涮菜前先吃点主食：既能控制自己的食量，又有助于保护胃肠。

（3）荤素搭配，营养又美味：三口蔬菜一口肉。

（4）涮菜时间要到位：目测鸡肉、鱼肉变成白色，猪肉、牛肉、羊肉变成浅褐色，虾、蟹变成橙红色；豆皮、豆干等烫 2～3 分钟较好；蔬菜煮至沸腾即可，以免破坏其中的营养成分。

（5）下菜顺序有技巧：在开火之前随汤底一同下较易出汤、吸汤、起提鲜作用及需要充分炖煮的食材，例如萝卜等；锅底煮热了之后即可加入一些需花时间熬煮的食材，比如菌菇类；锅底沸腾之后就加入那些只需涮一涮，快速余熟的食材，比如薄肉片、海带丝、绿叶菜等。正确的涮菜顺序才不会辜负那一锅"火热"。

第四节　超详细的补钙大全

不管是哪个年龄段的人，或许都会疑惑自己到底需不需要补钙。不要焦虑，让我们一步一步来解决你的疑惑。

骨骼由骨细胞、骨矿物质（无机质）和有机质构成，其中无机质的含量是决定骨骼强度的关键，临床上常用**骨密度**这一指标来判断骨骼强度。影响骨密度的因素有很多，包括遗传、内分泌激素、生活方式以及营养状况等。

从营养的角度来看看保护骨骼、加强骨密度我们可以做什么。首先，要保证骨质强度，就需要充足的钙和磷，它们是骨矿物质的主要成分（羟磷灰石结晶）。日常饮食中磷含量丰富，一般不会缺乏，不需要额外补充。但调查显示，我国居民平均每日膳食摄入钙不足 400 mg，普遍存在钙的摄入不足。

那钙摄入多少合适呢？理论上 18 ~ 49 岁成年人每天（包括怀孕早期人群）摄入钙 800 mg；孕中期、孕晚期、哺乳期人群、50 岁及以上成年人每天应增加至 1 000 mg。

了解了每日需要多少钙以后，到底哪些食物中的钙含量最多呢？看看含钙量高且吸收率相对较高的 4 种食物（表 1–18）。

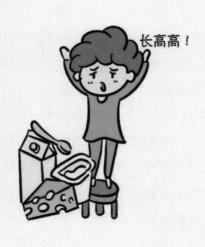

长高高！

表 1-18 含钙量高且吸收率相对较高的 4 种食物

食物种类	特点	钙含量
牛奶	钙含量高、吸收率高、购买方便	275 mg/250 mL
鸡蛋黄	钙含量与牛奶相当，但吸收率较牛奶低，胆固醇含量较高，不宜食用过多	112 mg/100 g
大豆及其制品	大豆的钙含量丰富，豆制品含水量高，钙含量相对较低	大豆类为 277 mg/100 g；豆制品为 100 mg/100 g
蔬菜	深色蔬菜钙含量相对较高	67 ~ 230 mg/100 g

按照下面的吃法，轻松满足每天钙的摄入需求。

（1）吃各种各样的奶制品，相当于每天摄入液态奶 300 g：按普通牛奶计算，可摄入钙 300 mg（如果是高钙奶，钙摄入量会更高）。

（2）经常吃豆制品，每天摄入大豆 25 g 以上，适量吃坚果：按照黄豆 25 g（如果换成钙含量更高的黑豆、青豆，钙摄入量会更高）、葵花子 10 g 来算，可摄入钙约 60 mg。

（3）餐餐有蔬菜，保证每天摄入 300 ~ 500 g 蔬菜，深色蔬菜应占 1/2：可摄入 200 ~ 600 mg 钙（蔬菜种类太多，因此计算出的范围略广）。

（4）全谷物和杂豆类 50 ~ 150 g：按照每天摄入杂豆 50 g 计算，可摄入钙不低于 40 mg。

达到以上四点后至少可摄入钙 600 mg，再加上主食、禽畜肉、水产品、蛋类等其他食物当中含的钙，每天 800 mg 不是问题。

吃进去多少是钙摄入量的问题，但能吸收多少、额外丢失多少又是另外一码事了，毕竟所有营养成分都有一个吸收率的问题，并且钙也处于代谢之中。**比如维生素 D 可以促进钙的吸收，蔬菜中的草酸和植酸又会影响钙吸收**，口味太重吃盐太多还会增加钙丢失等。补钙还真不是"1+1=2"那么简单的问题哦！喝不惯牛奶、吃不够蔬菜，或者有其他原因真正需要补钙的小伙伴默默拿出手机，打开购物软件，输入关键词，点击搜索后，往往会对市面上种类繁多的钙制剂看得眼花缭乱，下面让我们来讲讲钙制剂应该怎么选。

市面上的钙制剂主要分为无机钙、有机钙和生物钙三大类。这三大类钙制剂最常见的种类、特点、适宜人群见表1-19。

表1-19　主要钙制剂的种类、特点和适宜人群

类别	种类	特点	适宜人群
无机钙	碳酸钙	含钙量高、经济实惠、对胃肠道有一定的刺激	适合胃肠功能好的老年人
有机钙	葡萄糖酸钙	口感好，含钙量较低	适合无血糖问题的人群
	氨基酸螯合钙	含钙量较其他有机钙稍高，含有多种人体必需微量元素	适合老年人
	枸橼酸钙	剂型多，补充形式多	适合患有肾结石的老年人
生物钙	富含钙的生物原料如鱼骨、贝壳	钙的离子化程度高，易被机体吸收利用，存在重金属中毒的风险	适合绝大多数人

选择了适合自己的钙制剂以后，还应该采用合适的服用方法。钙制剂一天分2～3次服用较一次性服用的吸收率更高；另外，要合理补充钙制剂，长期大剂量服用钙制剂可能发生高钙血症、异位钙化等不良反应。

补钙除了要注重怎么吃以外，平时还要注意多晒太阳，才能保证钙在人体内更好地合成，才能收获健康、强健的骨骼。

第五节　囤货之蔬果篇

大多人看到装满食材的冰箱就能感到满满的安全感，除了日常的柴米油盐，还有两类食物也是我们日常不可缺少的——蔬菜和水果。新鲜的蔬果中维生素、矿物质及多种植物化学物含量丰富，具有不同程度抗氧化及增强免疫力的作用。

所以在我们囤食物时，蔬果也是我们的必囤项。首先我们在囤货时要知道应该买多少。买少了不够吃，买多了保存不好又浪费！

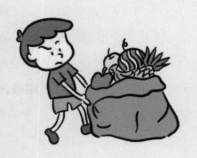

《中国居民膳食指南（2022）》建议餐餐有蔬菜，且推荐我们每日蔬菜摄入量应为 300 ~ 500 g，其中深色蔬菜应不少于一半，水果为 200 ~ 350 g。如此算来，每周需要摄入 2 ~ 4 kg 各类蔬菜，2 kg 左右水果！

知道了囤多少，那么营养师比较推荐囤哪些蔬果呢？

当下超市里可供选择的蔬果品种是非常丰富的，叶类蔬菜可以选择菠菜、生菜、白菜、芹菜、莴笋、豌豆尖等，但此类蔬菜存放时间过长容易腐烂，且有产生亚硝酸盐的风险，不宜购买过多，买后应优先食用；看起来很"实在"的食物，如萝卜、洋葱以及木耳、菇类等干货易于长时间保存，适合囤起来。水果的话，柑橘类、火龙果、香蕉、苹果、梨等相对易于储存。

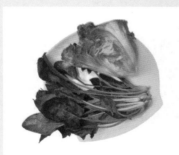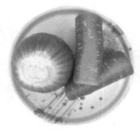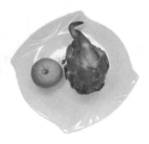

除此之外，怎么储存蔬果也是一个大问题。

蔬菜水分含量高，组织娇嫩，易损伤和腐败变质，保持蔬菜营养、安全的关键是保持其新鲜度，科学的存储条件应根据蔬菜的种类和品种特点而定。

（1）叶菜类（如白菜、菠菜等）：一般来讲大多数叶菜类的叶片容易黄化，潮湿时易腐烂，放冰箱冷藏间保存，可存储 2 ~ 5 天。

这里要特别提一下我们吃得最多的绿叶菜。绿叶菜在存放过程中，无毒的硝酸盐会被自身的**硝酸还原酶**转变成有毒的亚硝酸盐。一般来说，室温下储藏 1 ~ 3 天时，亚硝酸盐含量达到高峰；冷藏条件下，3 ~ 5 天达到高峰。

因此，保存绿叶菜时我们做到下面几点即可：①绿叶菜一定要放冰箱保存，并且尽量在 3 天内吃完。②绿叶菜可以用厨房纸巾包裹后再放入保鲜袋储存，避免水分挥发。③不要贴近冰箱内壁，避免冻伤。④扔掉看起来明显不新鲜、容易掉叶子或者呈枯萎状态的绿叶菜。

（2）瓜茄类（如冬瓜、茄子、番茄等）：最好放冰箱冷藏，如果冰箱里放不下，也可以考虑放在阴凉通风处。

（3）根茎类（如萝卜、莲藕、芋头、莴苣等）：这种蔬菜成分一般以淀粉为主，水分含量相对较少，更容易保存。覆盖保鲜膜放在冰箱或家里阴凉通风的地方，可保存 7 天左右。南瓜、红薯、紫薯、红辣椒等还须警惕腐烂或发霉。

（4）葱、姜、蒜，包括洋葱等调味香辛料：同样需要放在阴凉干燥的环境，一般不推荐放冰箱。

表面有水分的新鲜蔬菜，比较容易腐坏，最好风干表面水分后放入冰箱冷藏。

储存时间的总体原则：根茎类＞瓜类（未切分）＞茄类＞瓜类（切分）＞叶菜类。

当然，不同的水果也有不同储存条件。

（1）草莓、蓝莓、葡萄等浆果如不立刻食用则宜冷藏，并在 24 小时内食用为好。

（2）柑橘类和香蕉、芒果等热带水果不宜冷藏，放在室内阴凉处即可。

（3）苹果和梨可以冷藏，但在室温凉爽处即可存放半个月以上。

所有的水果都要注意经常检查，挑出发霉腐烂者，避免污染周围水果。

对于长期"家里瘫"、缺少运动的朋友们来说，出门采购时，还可根据自身情况在相关专业人士指导下选择购买复合维生素、矿物质制剂及深海鱼油等保健品，适当补充微量元素有利于改善营养缺乏状况，提高自身免疫力。

有太阳的日子记得拉开窗帘多晒晒太阳，避免"发霉"，还能促进人体合成维生素 D，帮助钙的吸收，一举两得。

第六节　囤货之肉、蛋、奶篇

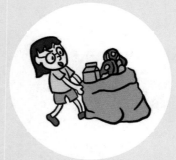

能提供充足优质蛋白的动物性食品想必大家都不陌生，那就是肉、蛋、奶及奶制品，在日常生活中如何合理囤购及储存肉、蛋、奶呢？原则上应按需计算，合理补充。

首先最容易买的——鸡蛋，推荐每人每天要吃 1 个鸡蛋，可根据家庭人口合理采购，还要看准保质期，不要买回家囤到过期了就"划不来"了。

其次就是肉类的选择了，肉类可以选择瘦猪肉、牛肉、鸡肉、鸭肉、鱼肉、虾等，每人每天应不少于 100 g。可能有部分朋友担心禽流感问题而放弃禽肉，其实大可不必，只要大家从正规市场、超市购买，彻底煮熟再食用就不用担心这个问题啦。

至于牛奶、酸奶之类的，按照每天应摄入 300 ～ 500 mL 的需要采购。千万别买成乳酸菌饮料之类的饮品了，这些饮料蛋白质含量太低，不能提供充足的蛋白质和钙！

那么买回家的这些食物应该怎么保存才能保证其新鲜度和营养呢？

冷藏可以抑制微生物和酶类的活动，是目前最佳的食品保存方法。不管是初级肉、蛋、奶农产品还是其加工食品都适合低温冷藏。但是再低温也不可能无限保鲜，并且不同种类的食物，其低温冷藏的条件、期限也有所不同。

（1）新鲜的蛋类一般可保存在 0 ～ 10℃环境中。

（2）鱼、虾等水产品不易保存，最好即买即食，其余肉类超过两天需放进冷冻室储存。

这里给大家列举一下常见食物的冷藏或冷冻可保存的时间，见表 1-20。

表 1-20　常见食物的冷藏或冷冻可保存的时间

食物	冷藏 /4℃	冷冻 /-18℃
牛肉	1 ～ 2 天	3 ～ 4 个月
猪肉	1 ～ 2 天	3 ～ 4 个月
全鸡	1 ～ 2 天	12 个月
鸡胸、鸡腿等	1 ～ 2 天	9 个月
鱼	1 ～ 2 天	6 个月以上
牛奶	5 天	1 个月
酸奶	7 ～ 10 天	不可冷冻
整鸡蛋	3 周	不可冷冻
煮蛋	1 周	不可冷冻

除此之外，还有一种具有超强功能的可囤物资：那就是肠内营养制剂！就是我们俗称的营养粉。对于健康人群来说，一般的全营养素营养制剂适量食用是完全没有问题的！

罐装密封状态的肠内营养制剂不仅保存时间长（多为12～24个月），且食用方法也很简单。100 g粉剂只需兑上350～400 mL温水搅匀（想喝味道浓一点的还可以酌情减少水量），就可以提供约400 kcal的能量（一盒250 mL牛奶约170 kcal），近似于享用了一顿既含有肉、菜又含有米饭的营养大餐，既满足了身体对各种营养素的需要，又有满满的饱腹感。

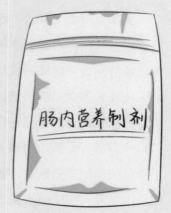

第七节　食品添加剂真的十恶不赦吗？

大家有没有这样的经历？不管是看电视还是逛街都可以听到或者看到"纯天然食物，不添加人工色素、防腐剂"这一类的广告。为什么所谓的纯天然食物这么受吹捧？大家一说到食品添加剂就谈之色变？

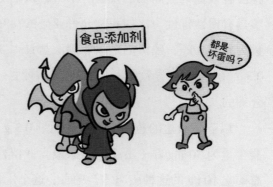

首先我们要来了解一下食品添加剂的本质，根据我国《食品添加剂使用标准》（GB2760—2020）中的规定，食品添加剂是指为改善食品品质和色、香、味，以及为防腐、保鲜和加工工艺的需要而加入食品中的人工合成或者天然物质。食品用香料、胶基糖果中基础剂物质、食品工业用加工助剂也包括在内。

我国目前批准使用的食品添加剂有 22 个大类，总计 1 800 余种。我们经常听到的抗氧化剂、甜味剂、防腐剂、着色剂、乳化剂等都属于食品添加剂的范畴。

其实，我们要知道"没有食品添加剂就没有现在的食品工业"。在广告里，我们经常看到"松软得像云朵一样""给你丝般的感受""无与伦比的酥脆"这样的宣传，消费者为这些美妙的口感所折服，但它们毫无例外来自食品添加剂，无论是酸甜的糖果、香浓的零食、松脆的饼干还是甜腻的蛋糕，都是食品添加剂的杰作。食品添加剂可以改善食品的口味口感、保持（加强）营养、改善色泽、防止变质、方便食用。为了降低细菌的繁殖速度，在各类食品中都添加有适量的防腐剂，在日常生活中每天人均接触的食品添加剂就有 20 余种。如果你想避免接触食品添加剂，那么要连盐都不能吃（加碘食盐里面的碘酸钾属于食品添加剂），换句话说，没有食品添加剂的存在，恐怕好多美食你都吃不到哦！

虽然食品添加剂根据来源可以分为天然和人工合成两大类，但这两种没有谁比谁更高贵的说法。不可否认的是某些食品添加剂长期食用确实具有慢性毒性。比如我国允许亚硝酸盐在腌制包装食品中最大使用剂量为 0.15 g/kg，残留剂量以亚硝酸盐计 ≤ 30 mg/kg。亚硝酸盐摄入量为 0.3 ~ 0.5 g 时可导致中毒，3 g 可导致死亡。但是！抛开剂量谈毒性是不合理的。

以亚硝酸盐的急性中毒最低剂量 0.3 g 来计算，10 kg 腊肉的亚硝酸盐含量为 30 mg/kg（不超过国家最高残留检测值，所以是合格腊肉），需要吃 10 kg 的这种腊肉才会中毒，这个进食量还是有点"惊为天人"。

日常生活中经常看到的香肠、培根，都属于加工肉制品，添加了亚硝酸盐可以使肉制品看起来更加诱人，并且还可以抑制细菌的生长。

每种食品都有国家规定的可以使用的食品添加剂类型和用量，只要在食品生产过程中生产者合理使用食品添加剂，在适当的范围内添加对人体是无害的，因此大家无须谈"食品添加剂"色变，更不必认为食品添加剂越少越安全。

除此之外，大家之所以这么恐惧食品添加剂，很大一部分原因是把食品添加剂与添加违法物质画了等号！大多数人对食品添加剂的恐慌是从"三聚氰胺""苏丹红""农药残留"开始的，它们和食品添加剂可完全不是一个东西。违法添加是将国家不允许作为食品添加剂的物质加进食品中，或者在特定食品中添加国家不允许添加的某种食品添加剂。一些食品生产企业对于添加物的性质缺乏了解，以及为了降低成本，追求经济利益最大化，把一些国家严禁在食品中使用的非法添加物添加到食品中，但这并不是食品添加剂的"锅"。所以只要是正规厂家正规生产的食品，安全性相对是有保障的。

　　在食品生产过程中使用食品添加剂，是否有害并不在于用不用，而在于该物质可不可以用，用得对不对，不能将食品添加剂"一棍子打死"，令真正对食品工业做出巨大贡献的食品添加剂"背锅"，引起公众惶恐。

　　大规模的现代食品工业，就是建立在食品添加剂的基础上的。因为消费者对食物的外观品质、口感体验、方便性还有保存时间等都提出了更严格的要求，要想完全无添加几乎是不可能的。食品安全的问题是多方面的，但是问题的来源绝不仅仅是食品添加剂。正确对待它，给它应该有的信任！最紧要的是，我们应树立正确的食品选择观，不过度依赖加工食品和快餐食品，重视自然风味，并把健康的饮食传统传承下去。

第八节　对食品包装的阅读理解

　　在我们选购食品时，看懂食品标签是非常重要的，食品标签相当于是食品的一张"简历"，会看才会选，否则会不知道自己到底吃进去了什么食物，甚至买错食物。

　　首先，想要读懂食品标签，基础知识很重要。

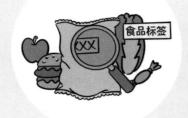

食品包装上有许多食品标签：食品名称、净含量、配料表、营养成分表、生产日期及过敏原信息等，它们是对食品质量特性、安全特性、食用方法、饮用说明的描述。

1. 营养成分表

营养成分表体现了食品的营养价值，分为以下三部分：

（1）第一部分是国家要求必须标注的项目：能量、蛋白质、脂肪、碳水化合物和钠。

（2）第二部分是对应数值，但我们要注意单位是"每100 mL""每份"，还是"每100 g"。

（3）第三部分是中国食品标签营养素参考值（nutrition reference values，NRV），指这种营养素的含量占全天所需的百分比。

如下图中1枚示例糕点（33 g）的能量占体重为60 kg的正常成年人的全天能量需要量的8%。也就是说如果按照体重为60 kg的正常成年人需要的能量来算，一天吃12.5（100%÷8%）枚这个糕点就能满足全天的能量需要，但是脂肪的摄入量达到了187.5%（15%×12.5），严重超标，而蛋白质摄入量为37.5%（3%×12.5），远远不够。

因此，这个计算结果告诉我们几乎没有任何一种食物可以满足机体所有营养素的需要，这提醒了食物多样化的重要性。

营养成分表	每份: 33克（1枚）	
项目	每份	营养素参考值
能量	663千焦	8%
蛋白质	1.8克	3%
脂肪 -反式脂肪	9.1克 0克	15%
碳水化合物	17.4克	6%
钠	83毫克	4%

2. 配料表

食品标签上的配料表也是非常值得关注的，看懂食品配料表，可以正确地选择你所需要的食品。配料表的顺序是依照含量的多少排序的，加入量低于2%的配料可以不按含量排列，且食品添加剂必须全部列出，并且都会标注在同一个食品添加剂括号内。

同类产品相比，配料表越简短越好，同样的食物尽量选择配料表中成分简单的。

3. 保质期

相信还有很多人面临着这样的困扰：食物过保质期了怎么办？扔了可惜；不扔，又怕吃出问题。其实食品保质期是指食品在标明的贮存条件下保持品质的期限。保质期由厂家根据生产的食品特性、加速实验或测试结果进行确定，相当于企业针对产品对消费者给出的承诺——在此期限内，食品的风味、口感、安全性各方面都有保证，可以放心食用。

但是，保质期不是识别食物等产品是否变质的唯一标准。

超过保质期短时间内，若食物无霉变、酸腐、异味等，从安全性角度来讲仍可食用，但其品质可能有所下降。如冷冻食品过期后，致病菌可能并没有超标，煮熟食用后不会造成不良反应，但由于存放时间太长，风味、口感产生一些变化，味道不佳，微量营养素含量也有所下降。

就算在保质期内，食物也可能由于存放方式、环境等问题过早变质。所以食物应尽量在保质期未到期就及时食用，开封的食物的保质期将会缩短，应尽早食用完，避免变质。

当你看懂了食物标签，商品的优劣就一目了然。如果不了解内在，光看外表就买，难免会吃亏，而且购买的食物直接影响了我们的营养健康，怎么能糊里糊涂就吃进去了呢？花点心思学习是理所当然的。

第九节 隔夜菜能吃吗?

都说节约是中华民族的传统美德，可面对家里的剩菜，大家都犯了难，倒掉吧，觉得太可惜，第二天热一热继续吃吧，又担心"亚硝酸盐致癌"，我们应该如何科学地处理隔夜菜呢?

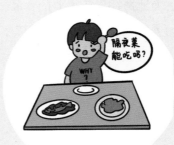

首先隔夜菜仅仅指"放了一夜"的饭菜，只要首次烹饪后放置时间超过 8 小时的，都算隔夜菜了。

隔夜菜致癌这个说法的主要依据是认为隔夜菜中的亚硝酸盐致癌，但其实亚硝酸盐本身并不致癌。不过如果短时间内大量摄入亚硝酸盐，会导致人体口舌、指尖青紫，呼吸困难和恶心呕吐，严重时甚至可能导致死亡。

亚硝酸盐的中毒剂量为 0.3 ~ 0.5 g，致死量为 3 g。隔夜菜中亚硝酸盐含量最多的就是绿色蔬菜，但蔬菜本身也是没有亚硝酸盐的，是因为蔬菜中含有较高水平的硝酸盐在存放过程中因细菌活动产生了亚硝酸盐。所以蔬菜中的硝酸盐含量越高，相同情况下产生的亚硝酸盐也就越多。

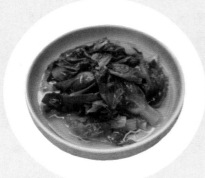

即使是蔬菜中硝酸盐含量较高的菠菜，在烹调后不加翻动的情况下（细菌扩散不多），放入 4℃ 的冰箱中，1 kg 的菠菜 24 小时之后亚硝酸盐含量约从 3 mg 升到 9 mg，仍然是个很低的量。所以，算起来得吃约 30 kg 的隔夜菠菜才能达到亚硝酸盐中毒剂量，显然这是不可能的。

那这样说的话，隔夜菜就能随便吃咯？严格说来，隔夜菜可以吃，但是要注意保存方式以及隔夜菜的种类等。不同种类的蔬菜硝酸盐含量不同，蔬菜硝酸盐含量由高到低见表1-21。

表1-21 不同蔬菜的硝酸盐含量排名

排名	蔬菜种类	具体蔬菜	硝酸盐含量	建议
1	叶柄类	芹菜等	较高	存放时间超过8小时，不建议吃
2	深绿色蔬菜	菠菜、油菜、茼蒿、韭菜、苋菜等		
3	根茎类	白萝卜、胡萝卜、大头菜、根甜菜、莴笋等		
4	鳞茎类	洋葱、百合		
5	果实类	茄子、黄瓜、南瓜、冬瓜、丝瓜等	较低	可存放，再吃需要复热
6	种子或嫩荚类	豇豆、毛豆、豌豆、蚕豆、扁豆等		

上面表中排前四的为硝酸盐含量较高的蔬菜，烹调超过8小时最好就不吃了！下面两行的蔬菜只要选择正确的处理方式，哪怕隔夜了也是可以吃的。所以在考虑隔夜菜吃不吃的问题上，应该选择适合二次加热的菜，如豌豆、茄子、南瓜等。

接下来给大家谈谈隔夜菜的正确处理方式。隔夜菜处理务必要满足"三步"，才能最大限度保证隔夜菜的营养与安全。

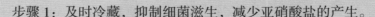

步骤1：及时冷藏，抑制细菌滋生，减少亚硝酸盐的产生。

步骤2：菜与汤分装，若菜里油较多，应倒掉油水再装盒。

步骤3：彻底加热，菜整体加热到100℃，保持沸腾3分钟以上。

还有一些健康食用隔夜菜的小窍门：

（1）隔夜肉加热的话，若肉块较大，煮、蒸时间一定要久一些，或者把肉块切碎再加热。

（2）隔夜菜里加上新鲜的胡萝卜、红薯等含有丰富维生素C的食物，能帮助阻断亚硝酸盐在体内转化成致癌物质。

（3）素菜加热时间不宜太久，蒸的传热效果比用锅炒的加热效果更好，且营养素损失较少。

（4）菜不要反复多次地加热。如果知道第二餐还吃不完，就只加热一半，剩下部分仍然放回冰箱。

（5）有些熟食、豆制品可以直接分小盒冻到冷冻室里。

由此看来，我们的结论是：**隔夜菜可以吃，但尽量要少吃！** 即使要吃，也要采用正确的食用方法，食用合适种类的隔夜菜。

第十节　外卖怎么点

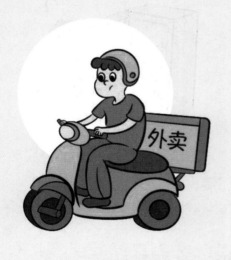

外卖能让人足不出户就享受全城美食，成为许多人生活中难以缺少的一部分。以前我们总是每日三问：吃啥？但自从有了外卖平台后，这个问题又有了进阶版：选哪家？外卖平台上大大小小的店那么多，有烧烤配啤酒、卤鸭脖，重口味的冒菜、辣干锅……"足不出户，饭来张口"的生活真是太方便了。但是如何在便利地享受美味的同时，考虑到营养与健康呢？今天来为大家简单科普一下。

1. 选好食物种类，多多益善

每天食物的搭配是很有讲究的。每天摄入食物种类需要包括谷薯类、蔬菜水果、肉类等，摄入食物种类需要每天至少12种（不包括调味品），每周至少25种。就餐和点餐时需要注意搭配每一顿的主食、蔬菜及肉类等，平均下来每顿也至少要有4种不同的食物。

基于这点，点外卖总是固定种类的朋友们一定要记得常常更换外卖食物种类，或者可以在原来常点的外卖上面做一些加减法：比如在吃面条、米线、酸辣粉等一些纯淀粉类食物时，一定要额外加一份绿叶蔬菜和一个鸡

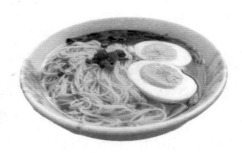

蛋，鸡蛋也不能吃煎鸡蛋、虎皮鸡蛋这种高脂肪的，以蒸蛋或者卤蛋为宜。

值得注意的是，吃有土豆、芋头、藕等配菜的外卖时，则需要有意识地减少米饭的摄入量，否则能量稍不注意就超标了哦。让我们一起动起来，数一数自己的外卖盘子里有几种食物吧，是不是主食、蔬菜水果、肉类等都兼备呢？

2. 适量肉，多蔬果

我们的外卖应该遵循"适量肉，多蔬果"的原则。平均每天吃鱼、禽、蛋、瘦肉这一类富含蛋白质的食物应该是 120 ~ 200 g，除开一个 50 g 的蛋类，肉类也就 70 ~ 150 g 的样子。并且对肉类的种类也有要求，每周要摄入鱼类 300 ~ 500 g、畜禽类 300 ~ 500 g 和蛋类 300 ~ 500 g，所以我们不能每顿都点红烧肉，更不能每天都点炸鸡吃。要搭配好自己每天的肉类食物，注意更换，更要注意量的摄入。

不仅要保证肉类的摄入量，还要保证每天都有蔬菜，每日蔬菜摄入量不少于300 g，深色蔬菜占1/2。顿顿都要做到有蔬菜的确有点难，但是至少要保证中午和晚上有哦。除了蔬菜的量，蔬菜的种类也是多多益善，不同种类的蔬菜（如叶菜、瓜菜、菌类等）交替食用，多样搭配。总结一下，就是要杜绝暴饮暴食，适量吃肉，多吃蔬菜，避免对身体造成过重的负担。

3. 备注少油、盐，健康多一点

外卖商家往往为了保证口感，大都在菜品中添加了超量的油和盐，而重油、重盐的饮食方式往往和心血管疾病有着不可分割的关系。所以我们在选择外卖餐食时，一方面可以主动选择烹饪方式较健康的菜品，比如白灼、清蒸、焖烧、炖煮等做法制作的菜肴，少食或不食油、盐量过大的菜；另一方面在下单时给商家备注少油、少盐。偶尔的大快朵颐倒也无妨，但长此以往养成重油、重盐的饮食习惯，对健康是有不利影响的。

4. 商家选择很重要，食品安全要保障

在订餐时注意看一下商家详情，一方面仔细核查店家的营业执照和餐饮服务许可证，是否有店铺实景，若是一家外卖店以上什么信息都没有，那就放弃这家店吧。另一方面我们还可以看看食客对商家的评论，看看大家食用时的评论和晒图，这些细节有利于我们做出更好的判断。

在让人眼花缭乱的外卖平台选择外卖的时候更要仔细认真，不仅要选择美味，更要会搭配，懂营养。"干饭人，干饭魂，会搭才能成健康人！"

第十一节　你身边的加工食品

　　现代食品加工技术让我们吃到了越来越多的加工食品。各种各样的加工方法和包装方法，再加上便利的交通方式，让我们可以吃到世界各地的食物。

　　加工食品几乎无处不在，以水果为例：

　　现切水果外卖送到你手里，属于加工食品。

　　水果晒干、烘干、烤干形成的果干，属于加工食品。

　　水果不耐存储，加糖、加料成为罐头，属于加工食品。

　　水果摇身一变成果汁，不管加不加糖，都属于加工食品！

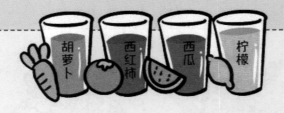

　　任何在吃之前有目的地进行过改造（烹饪、罐装、冷冻、包装、营养成分强化、防腐处理或者其他预处理方式）的食品都称作加工食品。根据食品加工程度、加工目的可以将食品分成 4 类：未加工或最低加工食品、烹饪成分加工食品、加工食品和超加工食品，见表 1-22。

表 1-22　食品分类及其代表性食品

食品分类	定义	代表性食品
未加工或最低加工食品	未经工业加工或仅去除食物不可食部，或经干燥、冷藏、冷冻、煮沸、巴氏消毒等方式处理而未添加盐、糖、油等调味品的食品	水果、蔬菜、鸡蛋、豆类、新鲜及冷冻肉类、鲜果汁、新鲜或巴氏杀菌乳、新鲜或巴氏杀菌原味酸奶、不加糖或盐的坚果、大米和其他谷物等
烹饪成分加工食品	经过压榨、提炼、离心等工业加工方式获得的，常与未加工或最低加工食品结合使用以烹饪菜肴的食品	糖、盐、植物油、猪油、黄油、蜂蜜、奶油、淀粉等

食品分类	定义	代表性食品
加工食品	采用发酵罐装、瓶装等保存技术及传统方法制成的食品	熏肉、鱼罐头、水果罐头、腌制咸菜、加糖或盐的坚果、新鲜而未经包装的面包和奶酪、啤酒和葡萄酒等
超加工食品	经过一系列复杂工业加工制作，并添加香料、色素、增味剂、乳化剂等食品添加剂而制成的即食的、可口美味的食品	糖果、巧克力、冰淇淋、饼干、甜品类早餐、经包装面包、西点蛋糕、中式点心、薯条、薯片、披萨、含糖饮料、果味酸奶、芝麻酱、豆瓣酱、香肠、汉堡、热狗等加工肉类、袋装甜或咸味小吃、加热即食食品、蒸馏酒等

那么食品套上"加工"的帽子，是不是真的就变坏了呢？

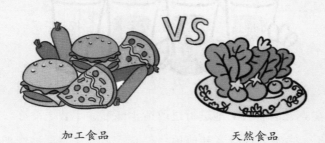

加工食品   天然食品

实际上，这些加工行为最原始和最重要的目的，是延长食品保质期，防止食物中毒，确保食品安全。从营养角度来看，食品是营养素的载体，加工的本质是使其更易消化和吸收。比如水果榨汁之后膳食纤维流失，虽损失了一部分的营养价值，但更加方便食用且好消化了。细想一下，一天所接触到的食品，有多少是加工食品呢。这些是不是都给你的生活带来了一定的便利呢？因此，"加工"并不总是贬义词。

近年来超加工食品凭成本低、保质期长、方便即食、可口美味的优势，消量在全球范围内呈不断上升趋势。但超加工食品几乎不含完整的食物，普遍含有高糖、高盐、高脂肪、低蛋白、低膳食纤维、低微量营养素的特点，是血脂异常、高血压、代谢综合征、心血管疾病等的危险因素，还可能导致超重和肥胖的发生，所以这类食品不建议经常吃。

第五章

大话生命之源
——"水"该怎么喝

第一节　千滚水的真相

水是生命之源。在没有食物的情况下，如果不喝水，最多只能活7天。如果有水喝的话，就可以坚持一个月到40天。

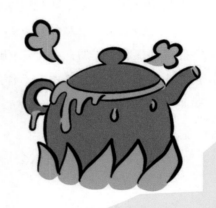

我们人体的70%都是水。水在我们的体内，参与我们的各项生命活动。因此，正确、合理地饮水对健康至关重要。

我们中国人一直有喝开水的习惯，所谓"千滚水"或"千沸水"就是反复烧开的开水。不知道什么时候起，坊间出现了千滚水在反复烧开过程中水质会变坏、不能饮用的传言，甚至有人说这种水致癌。

要破解"千滚水"的传言，最好的办法就是用数据解答。

1. 传言中"水中本身有硝酸盐，加热后会变成亚硝酸盐，具有致癌、致畸性，常喝会导致中毒，甚至导致癌症"？

为此，科研人员选取不同品牌和不同水源的天然饮用水进行试验。试验结果表明：反复烧开的、符合国家标准的自来水，亚硝酸盐的含量不会明显提高。

毒理学研究结果发现，一次性摄入 300 ~ 500 mg 亚硝酸盐可引起中毒，超过 3 g 则可致死。服用符合我国瓶（桶）装饮用水卫生标准规定的饮用水（亚硝酸盐含量 ≤ 0.005 mg/L），需要 60 000 L 水才有可能引起亚硝酸盐中毒。而且通过研究发现，把自来水煮沸 5 次，亚硝酸盐的含量才从 0.011 mg/L 上升到 0.098 mg/L。按照这个试验结果，要把煮沸 5 次的水，一次喝约 3 000 L 才有亚硝酸盐摄入超标的危险。我们的日常饮水量远小于此，更不可能造成传言中的中毒和致癌现象。

2. 传言中"水反复烧开会导致金属离子沉淀，水质硬化"？

实验发现，水在反复烧开的过程中，钙和镁的含量基本保持不变，但随煮沸次数的增加，水的蒸发确实会导致钙、镁的富集，使水质变硬。纯净水、去离子水，基本上不含杂质，多次沸腾，水中的杂质也不会变多哦。

3. 传言中"缺氧的水会影响我们呼吸"？

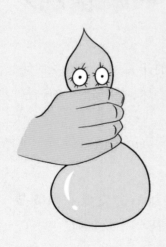

还有传言说，饮用水反复加热后水中的氧气全部跑了，喝缺氧的水对健康不利。事实上，人类属于哺乳动物，氧气确实是生命中不可或缺的，但是我们并非水生生物，为我们提供氧气的介质是空气而非饮用水，因此水中的氧气不会影响我们的健康。

总之，烧开的生活用水，正常饮用是安全的，是不会影响身体健康的。日常饮水更需要注意的是要选择符合安全标准的饮用水来源，选择合格材质制造的容器加热，以及对容器进行正确清洗和消毒，从而避免饮用污染水对人体产生危害。

第二节　你懂咖啡吗？

咖啡的起源可追溯至百万年以前，事实上它被发现的真正年代已不可考，传说是阿拉伯人最早将咖啡作为一种提神的植物饮料，混合动物油脂作为长途旅行的体力补充剂。

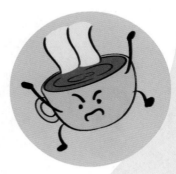

咖啡豆含绿原酸、咖啡因等成分，通常一杯 150 mL 咖啡含约 100 mg 咖啡因。咖啡因虽然以咖啡命名，但其也会存在于茶、碳酸饮料及高能量饮料中。在当今社会，咖啡已然成为"小资生活"的代名词，越来越多的人将咖啡视为生活中不可或缺的一部分。接下来，就和大家来聊一聊关于咖啡的几个常见问题。

1. 喝咖啡的好处是什么？

有研究表明，规律性地每天饮用适量咖啡，可能对降低 2 型糖尿病风险有益，其原因是咖啡的主要成分和在人体中的代谢产物对于人胰岛淀粉样多肽毒性聚集有抑制作用，而人胰岛淀粉样多肽错误折叠与聚集被视为 2 型糖尿病的诱因之一。

还有一些研究表明，咖啡中咖啡因、绿原酸、胡芦巴碱以及双萜，可能帮助降低肝癌、子宫内膜癌、前列腺癌的发病风险，但具体作用机制及有效浓度、剂量等还需要进一步研究。

2. 哺乳期妈妈能喝咖啡吗？

哺乳期妈妈的血液和乳汁之间有一层"血乳屏障"，可以将其理解为具有隔离过滤作用的"网"，有些物质可以由血液进入乳汁，有些无法通过。理论上咖啡里的咖啡因可以进入乳汁。但妈妈们可以放心的是，母乳中含的咖啡因通常不到妈妈摄入量的 1%，喝适量咖啡的妈妈哺乳后宝宝的尿液中几乎检测不到咖啡因。不过为了保险起见，妈妈们如果想喝咖啡，可以先哺乳后喝咖啡，喝咖啡与哺乳时间错开一小时就可以啦。但仍需要注意因人而异，如果有的宝宝表现出烦躁亢奋的状态，妈妈就需要暂时减少咖啡摄入。

3. 孕期能喝咖啡吗？

孕妇对咖啡的摄入的确应注意，美国营养与饮食学会建议，怀孕或准备怀孕的妇女，每天咖啡因摄入量不超过 200 mg。当然，如果你不是"咖啡控"，孕期就不要喝咖啡了！且应注意不止咖啡里有咖啡因，茶、奶茶、巧克力等均含有咖啡因。

4. 咖啡通便？

大家觉得咖啡通便的原因可能是咖啡可以促进胃泌素的分泌，其能刺激肠道活动，增强肠动力。并且，不论是普通咖啡还是去咖啡因咖啡都能够促进肠促胰酶素的分泌，所以说喝咖啡通便是有一定的道理呢。

5. 喝咖啡会引发心脏病？

喝咖啡与心脏病没有直接关系。甚至有研究表明，每日少量饮用咖啡，对心脏有保护性作用。但摄入过多的咖啡因和糖类物质，有可能会使心跳

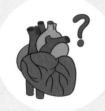

加速，导致心肌耗氧量增高，而在心肌耗氧量增高时会增加因血管的收缩痉挛而发生心脏供血不足的风险。

喝咖啡已经成为很多人的生活习惯，工作紧张的时候来一杯，放松心情的时候来一杯，社交谈话也要来一杯。成人要注意每天摄入的咖啡因应不超过 400 mg（约 600 mL）的冲泡咖啡。对于喝咖啡，我们推荐的"打开方式"是饮用黑咖啡时加入低脂牛奶、1 ~ 2 g 糖，不加奶精。还要注意，如果已经有咖啡上瘾的迹象，比如突然停止喝咖啡就出现戒断症状，如严重的头痛等，这时可以逐渐减少咖啡饮用量。不能戒掉咖啡的人士不妨饮用低咖啡因咖啡。

第三节　奶茶的八卦圈

作为高能量、低营养密度的"肥宅快乐水"之一的奶茶，真是让人又爱又恨。

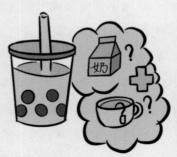

传统奶茶 = 奶 + 茶，含有蛋白质、碳水化合物、脂肪、钙等营养成分，适量饮用可以为机体补充所需的营养成分，还有改善心情、提供能量等好处。

作为"肥宅快乐水"之一的日常甜饮料"奶茶"，在国家标准《茶饮料》（GB/T 21733—2008）中，被定义为：以茶叶的水提取液或浓缩液、茶粉等为原料，加入乳或乳制品、食糖和（或）甜味剂、食用果味香精等的一种或几种调制而成的液体饮料。

现代奶茶之所以如此吸引人，主要还是归功于其中含有较多添加糖和脂肪。市售奶茶大致分为两类，一种是鲜奶加茶为主要原料加工制成；一种是奶茶粉冲泡而成，奶茶粉一般由奶粉、植脂末、茶粉、白砂糖及相关添加剂制成。

1. 奶茶中的添加成分到底有多"坏"？

（1）植脂末。植脂末又称奶精，是以糖（包括食糖和淀粉糖）和（或）糖浆、食用油等为原料，添加或不添加乳或乳制品等食品原辅料、食品添加剂，经喷雾干燥等加工工艺制成，用于饮料增白、改善口感等的粉状产品。植脂末速溶性好，通过香精调味风味近似"牛奶"，在食品加工中可以代替奶粉或减少用奶量。虽然植脂末能改善食品的口感，但是在加工过程中其植物油部分氢化会产生反式脂肪酸。

（2）果葡糖浆。果葡糖浆的主要作用是增加甜味，主要成分为果糖和葡萄糖，优点在于含有 40%～90% 的果糖，与其他甜味剂一同使用时有协同增效作用，能明显改善食品口感，具有冷甜作用（果糖的特性，其甜度与温度有关，在 40℃ 以下温度越低，则越甜）。

因果葡糖浆成本低廉，风味与口感要优于蔗糖，常作为蔗糖的替代物使用。但有研究表明，长期大量饮用果葡糖浆会导致代谢综合征的发生。

（3）奶茶中常用的配料。芋圆：木薯粉或芋头泥加入红薯、紫薯、绿豆泥等制成的高碳水化合物食物。

西米：由棕榈树类的树干、树身（茎）加工制成的可食用西米淀粉，是高碳水化合物、低蛋白质食物。

珍珠：以木薯粉、红糖和（或）黑糖为主要原料制成的"Q弹"粉圆。因其不易消化，胃肠功能弱者慎食。

奶盖：以牛奶、奶油为主要原料，加入白砂糖、少许盐制成，其脂肪含量较高。

烧仙草：一种叫仙草的植物晒干磨粉后加水制成，是一种消暑的甜品。仙草是凉性食物，脾胃虚弱者慎食。

2. 奶茶怎么选？

大多数奶茶是高能量、低营养密度食物，建议减少摄入。实在馋，那么：

（1）建议购买奶茶时，优先考虑鲜奶制作的奶茶。

（2）选择奶茶粉时，预包装大品牌奶茶粉的安全性相对较高。

（3）街边、外卖等杯装液体奶茶多为奶茶粉冲泡，因其营养成分不明确，建议谨慎选择，控制频次和饮用量。

此外，建议健康成年人适量饮用奶茶；肝肾功能较差、胃肠功能较弱者谨慎饮用；婴幼儿则不能喝哦！

第四节　无糖饮料的是与非

中国人把对食物的基本感受概括为五味：甜、酸、苦、辣、咸。其中产生甜味的糖不仅提供了能量，还愉悦了感官，甚至与历史的发展息息相关。季羡林先生在《文化交流的轨迹——中华蔗糖史》一书中就提出了"糖是文化载体"的论断。现代商业社会的发达，更是让我们对各式各样的糖果、甜食唾手可得，似乎那本就是我们生活的一部分。

随着科学研究的深入发展，人们逐渐发现，过量食用糖会威胁我们的健康。数据表明，过量的糖摄入与肥胖、糖尿病、全身炎性反应有关，甚至可能促进肿瘤生长。

"控糖"被视为促进健康的一种重要手段，"无糖饮料"应运而生，成为新兴"食"尚。大众认为其既可满足一时口腹之欲，又不增加丝毫能量（心理）负担。很多传统饮料及乳制品品牌也纷纷推出了无糖型或低糖型饮料，比如减糖乳酸菌饮料、无（蔗）糖酸奶、低糖咖啡、无糖可乐等。

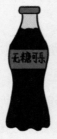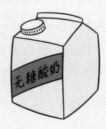

　　无糖饮料看上去似乎十分完美，事实真的如此吗？

1. 什么是无糖饮料？国家标准怎么样？

　　根据《食品安全国家标准　预包装食品营养标签通则》（GB 28050—2011），对于预包装液体食物：

　　糖含量 ≤ 0.5 g/100 mL，可声称无糖；糖含量 ≤ 5 g/100 mL，可声称低糖。

　　在《健康中国行动（2019—2030 年）》中，提倡城市高糖摄入人群减少食用含蔗糖饮料和甜食，可选择天然甜味物质和甜味剂替代蔗糖生产的饮料和食品。

2. 无糖饮料的甜味又来自哪里呢？

　　市面上的无糖饮料都含有糖替代品，也就是常说的甜味剂，如赤藓糖醇、三氯蔗糖、安赛蜜、阿斯巴甜、甜菊糖、甜蜜素、糖精钠等。无糖产品的甜味主要是来源于这些甜味剂。

甜味剂按营养价值可分为营养性甜味剂和非营养性甜味剂（见表1-23）；按其来源可分为天然甜味剂和合成甜味剂。

表1-23 甜味剂分类

非营养性甜味剂	营养性甜味剂
糖精：人工合成，甜度是蔗糖的400倍，浓度较大时有金属味和苦味	山梨糖醇：天然存在，每克含能量2.6 kcal，甜度为蔗糖的50%～70%
甜蜜素：人工合成，甜度是蔗糖的40倍	木糖醇：部分天然存在，每克含能量约2.4 kcal，甜度为蔗糖的100%
阿斯巴甜：人工合成，甜度是蔗糖的200倍，具有热不稳定性，因其含有"苯丙氨酸"，故苯丙酮尿症患者禁用	异麦芽糖醇：人工合成，每克含能量约2 kcal，甜度为蔗糖的50%
安赛蜜：人工合成，甜度约为蔗糖的200倍。大剂量使用时甜度会下降并伴有金属味。	麦芽糖醇：人工合成，每克含能量约2.1 kcal，甜度为蔗糖的50%
蔗糖素：人工合成，甜度是蔗糖的500～600倍	甘露糖醇：人工合成，每克含能量约1.6 kcal，甜度为蔗糖的50%

3. 无糖饮品就真的有利于健康吗？

在进化的智慧当中，甜味意味着水果的营养，意味着血糖的升高，意味着能带来能量和情绪上的满足。甜味剂虽然甜，但不能变成"血糖"，身体是否能够轻易被蒙骗呢？

甜味剂的来源有三种，一种是天然甜味剂，从植物中提取的，比如罗汉果糖和甜菊糖；一种是部分天然存在，部分人工合成，比如木糖醇等；一种是纯人工合成，比如安赛蜜、阿斯巴甜。

许多研究表明，人工合成的甜味剂会让大脑对甜度的适应性更高，对甜度要求更高，导致吃更多的高能量食物。摄入较多甜味剂会破坏肠道菌群，例如木糖醇，部分人吃多了会出现腹胀、腹泻等症状。可见无糖或甜味剂也不一定是尽善尽美的，它可能欺骗得了我们的味蕾，但却欺骗不了我们的大脑。

4. 怎么选择无糖饮料?

（1）选择正规渠道购买的无糖饮料，适度饮用是安全的。

（2）对于需要控制总能量摄入的人群，选择无糖食品之余仍需要关注食品中其他营养素提供的能量。

（3）终极目标当然是少吃糖，减轻味蕾对甜的依赖。一时半会儿戒不掉之时，偶尔用无糖饮料来犒赏一下努力生活、辛勤工作的自己，没什么大问题。

第五节　关于茶的营养解密

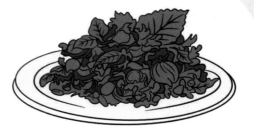

饮茶习俗古已有之，"茶兴于唐，盛于宋"，早在唐代，茶圣陆羽就总结了历代制茶和饮茶的经验，写就《茶经》一书，叙述了茶的起源、种类、特征、制法、茶具，水的品第、饮茶风俗等。宋代，中国饮茶习俗达到了顶峰，茶已经成为"家不可一日无也"的日常饮品，还衍生出了斗茶的特色民俗。

近代以来，随着茶的品种越来越丰富，饮用方式越来越多样，加上全球贸易扩张，茶成为风行全世界的健康饮品之一。

1. 我们常喝的茶是怎样分类的呢?

我国一共有六大茶系，其中绿茶是六大茶系中最早出现的茶类，随着制茶工艺的发展，慢慢有了黄茶、红茶、白茶、黑茶、乌龙茶等茶系。

2.究竟哪种茶更好呢?

茶含有各种营养,最常见的有:维生素 A、维生素 B、维生素 C 等,还含有叶绿素、茶碱、单宁酸、儿茶素等。至于哪种茶更好,从口味到冲泡方式,评判标准不同,个人喜好不同,可能每个人都会有不同的答案。

如果从茶的生物活性物质含量来看,茶的活性物质主要是多酚类,总称为茶多酚,儿茶素又是茶多酚中最重要的活性成分。一份中国不同茶类的茶多酚含量统计数据显示,在选取的包括绿茶(碧螺春、黄山毛峰、龙井等)、乌龙茶(大红袍、台湾乌龙、铁观音等)和红茶(河南红茶、正山红茶等)的 20 个茶叶样品中,碧螺春的茶多酚和儿茶素含量最高。虽然同茶系茶的茶多酚和儿茶素含量也存在显著差异,但总体上,**茶多酚和儿茶素含量的顺序如下:绿茶 > 乌龙茶 > 红茶**。但是喝茶不仅是看茶多酚和儿茶素,还有一份文化和情怀。

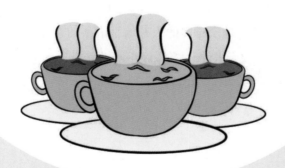

3.传说喝茶可以促进脂质排泄?

在一项研究中,参与者摄入一种含有 55 mg 茶多酚的饮料,与不摄入人群相比,其粪便脂质测定结果显示,摄入茶多酚后 3 天,总脂质排泄量从 5.51 g/d 增加到 6.87 g/d。该结果表明茶多酚确实增加了脂质排泄。但指望喝茶减肥的诸君可能要失望了,如果大鱼大肉地吃,而且吃后不运动,靠喝茶是永远也达不到减肥目的的哟。

4. 有人说喝茶能预防糖尿病，这是真的吗？

大部分的主流观点是喝茶有利于控制血糖。然而，关于喝茶和 2 型糖尿病之间关系的研究资料有限且结果不一致。支持此观点的研究发现，人们每天饮用 4 杯（每杯约 250 mL）及以上的绿茶，患 2 型糖尿病的风险较低；还发现，饮用绿茶能降低 2 型糖尿病发生的风险，而饮用红茶和乌龙茶无此效果。

5. 茶太好舍不得倒，隔夜茶能喝吗？

隔夜茶致癌之类的说法，难免有些耸人听闻。隔夜的茶水颜色和风味确实容易发生变化，还会使微生物大量生长和繁殖，不利于健康。但隔夜茶只要保存较好，比如茶水密封冷藏保存，没有发生微生物污染（如变质、发霉等）是可以喝的，喝了对身体也不会造成伤害。

社会的发展给传统茶文化带来了新的内涵和活力，越来越多的人愿意静下来细细品茶。越来越多的人开始了解茶的营养价值，也了解茶文化，为身心健康、文化传承注入源源不断的能量。

第六章

小身材，大作用
——调味品

第一节 "盐值"多高合适？

"宁可食无肉，不能食无盐"，一句话足以体现自古以来盐的重要性。

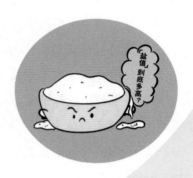

盐，一般指的是钠盐（氯化钠），是我们赖以生存的必需品，既赋予食物更好的风味，提高我们的生活品质，又是我们生命活动所必需的物质，参与诸多生理反应。

在现代社会，盐摄取不足的现象已很难出现，过量摄取的危害越发凸显。钠盐摄入过多，容易造成体内水钠潴留，心脏负荷增加，血压升高，更容易发生心脑血管意外，还可能增加胃癌、肾病、骨质疏松等疾病的患病风险。

既不能多，又不能少，那吃多少盐才合适呢？

按照《中国居民膳食指南（2022）》推荐，每人每天食盐摄入量应该控制在 5 g 以内，也就是不到 1 个啤酒瓶盖的盐量。《四川省人群健康状况及重点疾病报告》显示，2013 年，四川省人均食盐摄入量为 9.1 g/d，2021 年为 7 g/d，近年来"减盐"行动的开展已初见成效，但还应继续努力。

重盐饮食习惯积重难返，盐摄入量精细控制难以操作，因此，一种钠含量相对较低的食盐——低钠盐应运而生。

低钠盐实际上是一种"低钠富钾盐"，一般氯化钠占65%～80%，氯化钾占20%～35%。有研究显示，用低钠盐替代普通食盐可以显著降低脑卒中和心脏病的发病率及全因死亡率。对于高血压患者而言，用低钠盐替代普通食盐，既限制了钠，又补充了钾，一举两得。

低钠盐也不是所有人都适合吃的。

进食低钠盐，钾的摄入也会增加，对于肾脏功能受损的患者以及一些使用保钾利尿剂、醛固酮拮抗剂、肾素－血管紧张素系统抑制剂等影响钾离子排出药物的患者，不适合食用低钠盐，否则容易引起高钾血症。（若是不清楚所用药物是否影响钾离子排出，请咨询医生和药师。）

此外，运动员、体力劳动者或在湿热环境下作业的人群等，常有大量的汗液流失导致电解质丢失，食用低钠盐极易引起低钠血症，所以同样也不推荐食用低钠盐。

不得不提醒大家的是，低钠盐虽好，但其中钠的含量只是相对降低了，氯化钠含量依旧大于65%，放开了盐量敞开吃也是不可取的！

第二节　头道酱油、原酿酱油和普通酱油，到底怎么选？

超市里不同品种的酱油琳琅满目，广告里酱油的前缀越来越多，"头道酱油""原酿酱油"等名词大家应该不会陌生，它们和最普通的酱油相比到底有什么不一样呢？

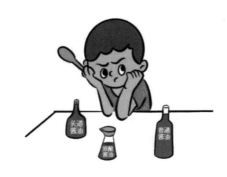

首先，我们来正式认识一下酱油，根据《食品安全国家标准 酱油》（GB 2717—2018）和《食品安全国家标准 酿造酱油》（GB/T 18186—2000），酱油是指以大豆/脱脂大豆、小麦/小麦粉/麦麸为主要原料，经微生物发酵制成的具有特殊色、香、味的液体调味品，也叫酿造酱油。判断酱油等级主要看其鲜味及营养物质含量，最重要的指标就是氨基酸态氮含量（酱油发酵时蛋白质原料经微生物分解产生氨基酸）。合格酱油的氨基酸态氮含量不得低于 0.40 g/100 mL，特级酱油的标准则在 0.80 g/100 mL 以上。一般氨基酸态氮含量越高，代表着酱油的等级越高，滋味越鲜美。高盐稀态发酵酱油（含固稀发酵酱油）具体分级见表 1-24。

表 1-24 高盐稀态发酵酱油（含固稀发酵酱油）分级

分级	检测项		
	可溶性无盐固体物/（g·100 mL^{-1}）	全氮（以氮计）/（g·100 mL^{-1}）	氨基酸态氮（以氮计）/（g·100 mL^{-1}）
特级	≥ 15.00	≥ 1.50	≥ 0.80
一级	≥ 13.00	≥ 1.30	≥ 0.70
二级	≥ 10.00	≥ 1.00	≥ 0.55
三级	≥ 8.00	≥ 0.70	≥ 0.40

关于"头道""原酿"这样的前缀，只是指酱油生产过程中的特殊时间段，并不是带有这些前缀就等于"优质酱油"，属于什么级别的酱油，是否推荐购买，关键还在于其氨基酸态氮含量、含钠量及是否额外添加了一些物质。

那面对形形色色的酱油，我们该如何从中挑选优质酱油呢？

一看氨基酸态氮含量，含量越高品质越佳。

二看含钠量，我们都知道盐吃多了不利于健康，减少钠的摄入是关键。同样氨基酸态氮含量的酱油，优选含钠量低的。

三看配料表，除了水、大豆、小麦（面粉）、盐以外，是否还添加了其他物质。食品添加剂很常见，并不是洪水猛兽，选择大品牌酱油，

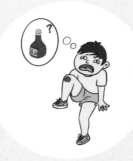

其食品添加剂含量只要符合国家标准，就没有什么问题。但不少酱油为了提鲜可能还会加入白砂糖、果葡糖浆等，如果是糖尿病患者就要谨慎购买这类酱油，减少隐形糖的摄入。

辟个谣：有伤口吃酱油皮肤会变黑？

这个说法可谓是流传已久，但实际上并没有相关的病例报道。酱油的颜色来自于其发酵过程中产生的物质以及可能添加的焦糖色素，这些都与黑色素合成、皮肤变色没有什么关系。因此，有没有伤口，吃酱油皮肤都不会变黑！

第三节　吃醋的学问

醋，在我国具有悠久的历史，是各大菜系中传统的调味品，风味悠长。不同的饮食文化衍生出了不同种类的醋，山西老陈醋、镇江香醋、福建永春老醋、阆中保宁醋被誉为我国四大名醋。

别看醋的种类很多，其实都属于酿造食醋——单独或混合使用各种含有淀粉、糖的物料或酒精，经微生物发酵酿制而成的液体调味品，含有多种有机酸和氨基酸、维生素和矿物质等。

用粮食酿造的醋的 B 族维生素及矿物质含量更高，用水果酿造的醋则有机酸含量更高，风味也大不相同。也有直接用酒精作为原料酿造的醋，制作周期更短，价格更便宜，但其中的营养物质含量较少。

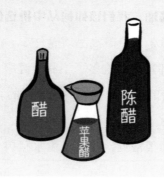

既然醋含有如此丰富的营养素，是不是可以大量食用呢？

要知道，醋只是调味品，想要仅仅通过吃醋补充某种营养素还是非常困难的，尤其是对于患有咽喉炎、胃酸分泌过多、胃溃疡、十二指肠溃疡等的患者，还要适当控制醋的食用量，以免引起不适；另外，吃醋后及时漱口和刷牙，可以降低醋对口腔黏膜和牙齿带来的损伤。

说了这么多，如何挑选食醋呢？

一看醋的种类，根据用途选择是要粮食醋还是水果醋，老陈醋还是香醋。

二看总酸度，国家规定酿造食醋均应在包装上标明总酸度，且总酸度应 ≥ 3.5 g/mL。推荐购买总酸度更高的食醋，一般总酸度越高，所需要的防腐剂也就越少。

三看配料表，是否额外添加糖、盐、增鲜剂、增稠剂等。警惕隐形糖、盐的摄入。

辟谣：用醋熏房间能杀菌？

一般酸性环境可以抑制致病菌生长，缩短病毒存活时间，用食醋就可以起到这样的作用，但前提是需要把致病菌或病毒全部浸泡在醋里。当醋挥发到空气中的时候，浓度已经大大降低，这时对致病菌或病毒也就没有什么杀伤力了。

用醋熏房间，如果醋的浓度过高、时间过长，会刺激呼吸道黏膜，严重时甚至会导致支气管炎、肺气肿、哮喘等病情发作或加重。

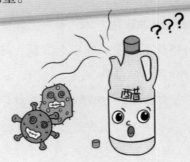

第四节　味精吃了会变笨吗？

味精是厨房中常见的调味品之一，化学名称叫作谷氨酸钠，它是用淀粉、玉米等碳水化合物为原料，经过发酵、提取、干燥等一系列操作制成的具有特殊鲜味的白色结晶或粉末状调味品，主要作用是增加食物鲜味，俗称提鲜。

既然是提鲜，那加得越多越鲜吗？

当然不是，一方面味精中含有钠，世界卫生组织（WHO）建议成年人每天摄入不超过 5 g 盐（少于 2 g 钠）。按照以下公式计算，在不摄入食盐的情况下，每天摄入味精不应超过 15 g，大家也可根据家庭实际烹饪情况来进行计算哦。

$$食盐（g）= 钠（g）\times 2.54$$
$$钠（g）= 谷氨酸钠（g）\times 0.136$$

另一方面，味精加多了食物反而不鲜了。研究发现，味精的最适使用浓度为 0.2% ~ 0.5%，所以，在菜品里加入太多反而会影响味觉体验。味精可不是想加多少就加多少，掌握以下方法让你对鲜味的把握更上一层楼。

烹调热菜时，在菜或汤临出锅时再加入味精最佳，因为味精的最适溶解温度为 70 ~ 90℃；拌凉菜时，可以先用少量热水将味精溶解再拌入；烹饪糖醋口味菜品时不用加味精，因为味精在 pH 值为 6 ~ 7 时使用鲜味最佳，酸性和碱性条件下味精鲜味都会降低，这时候加味精等于"加了个寂寞"；最后，在原料鲜味极好（如海鲜、火腿等）或用高汤制成的菜肴中不宜或应少放味精，因为鲜味已经足够了，再加就要超过最佳鲜味浓度啦。

味精虽是提鲜的一把好手，但背后也有一些质疑的声音。有人说味精对身体有害，吃多了会脱发、变笨，还可能致癌，而鸡精是鸡的精华，营养丰富，也能提鲜，应该用鸡精代替味精。那鸡精和味精区别在哪呢？味精真的有害吗？

其实，鸡精是在味精基础上发展起来的一种鲜味调味品，一般用味精打底，辅以盐、鸡肉、鸡骨的粉末等，有的还会添加一些香辛料等增香剂，再经混合、干燥加工而成。鸡精是同时具有味精的鲜味和鸡的香味的复合调味料，所以它和味精区别并不大，也不是传说中营养丰富的"鸡的精华"，大家可以根据喜好自行选择。

至于味精会对人体造成伤害，那真的冤枉味精了！

我们先来看看味精的成分——谷氨酸钠，也就是谷氨酸的钠盐。味精进入体内就会分解为谷氨酸和钠离子，其中谷氨酸属于非必需氨基酸的一种，也就是说我们体内自己就能产生，谷氨酸在人体有自己的代谢途径，不会损害人体各器官。至于钠离子就更常见了，它是人体细胞外液中带正电的主要离子，对保持体内水、电解质平衡和酸碱平衡有着重要意义，也是胰液、胆汁等的重要组成成分。因此，味精不会使人脱发、变笨，更不会致癌。如果还有疑问的话，看看表1-25中部分权威机构对味精安全性的表述，心里就能踏实了。

表 1-25　部分权威机构对味精安全性的表述

机构/标准	对味精安全性的表述
《食品添加剂使用标准》（GB 2760—2020）	按生产需要量适量添加
美国食品和药物管理局和美国实验生物学协会联合会	将味精列为公认安全物质
粮农组织、世卫组织食品添加剂联合专家委员会、欧洲委员会食品科学委员会	味精作为食品添加剂使用时不会对健康造成风险

第五节　"甜蜜"的负担

生活中总能听到"抗糖抗衰""少吃碳水减肥"的口号，糖尿病患者不吃糖的同时也会限制碳水化合物的摄入，糖和碳水化合物是一回事吗？中国居民相关膳食指南呼吁的"限糖"究竟限制的是什么呢？让我们来一起解密吧。

碳水化合物由碳、氢和氧三种元素组成，由于它所含的氢、氧的比例为二比一，和水一样，故称为碳水化合物，主要包括三大类型：第一类是糖，包括单糖（葡萄糖、果糖等）、双糖（蔗糖、乳糖等）、糖醇（木糖醇、山梨糖醇等）；第二类是寡糖，包括低聚果糖、糊精等；第三类是多糖，包括淀粉、膳食纤维等。

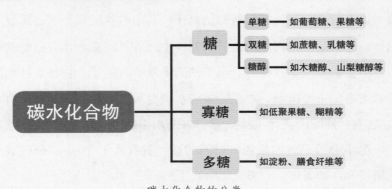

碳水化合物的分类

所以，糖是碳水化合物的一种，但碳水化合物不等于糖。

那"限糖"究竟限的是什么呢？

答案就是添加糖。添加糖就是人工加入食品中的糖类。常用的添加糖有蔗糖（包括白砂糖、红糖等）、果糖、葡萄糖、果葡糖浆等。添加糖属于纯能量食物（有能量但没营养），分子量小，消化吸收快，基本不会带来饱腹感，因此非常容易摄入过量。过多摄入添加糖，短期会增加身体的炎症反应，增加痤疮、龋齿的患病风险，对代谢系统产生影响；长期摄入会造成超重和肥胖、大脑的认知功能损伤，增加包括心脏病、肿瘤等慢性非传染性疾病的患病风险。

添加糖这么可怕，是不是一点都不能吃呢？

《中国居民膳食指南 2022》推荐：控制添加糖的摄入量，每人每天摄入不超过 50 g，最好控制在 25 g 以下。完全戒掉添加糖是比较难的，据统计，如果拿走超市里的所有含添加糖的预包装食品，货架上剩余的食品可能只有五分之一左右了，像蛋糕、蜜饯、糖果等都是肉眼可见的含有添加糖的食物，而全麦吐司、原味面包等听起来不太像含有添加糖的食物，其实也可能在揉面、发酵时加了添加糖。

所以，我们要做的是控制添加糖的总摄入量，比如喝 1 瓶 500 mL的可乐就达到了摄入上限。了解含有添加糖的食物，我们就可以在生活中有意识地减少摄入。生活中的限糖方法可参考以下内容：

首先，学会查看食品标签中的配料表，尽量选择不含有添加糖或添加糖含量低（添加糖在配料表中排位相对靠后）的食品。其次，熟悉常见含有添加糖的食物：除特别标明为无糖食品以外，其他的如面包、蛋糕、饼干、辣条、豆腐干、酸奶、果冻、猪肉脯、沙琪玛、麻花、汤圆、薯片等膨化食品、各种糖果、汽水、豆奶、益生菌饮料等含糖饮料都含添加糖，尽可能减少食用频率，必要时可通过食品标签中的营养成分表计算含糖量。

知己知彼方能百战不殆，愿大家都能在健康中享受"甜蜜"。

第六节　家常香料大全

也许你还不知道，家常香料能够让家常菜的味道直接上升好几个档次！不要以为只有大厨才会使用香料，今天跟着我们学，香料的"香"你也能懂，让我们实现从"小白"到大厨的飞跃！

香料其实并没有特殊的定义，就是指能被嗅出或尝出香味的物质。香料按照制法或原料可分为"天然香料"和"合成香料"两大类。香料历史悠久，可追溯到 5 000 年前，当时人类对植物的香气已非常重视，最初是将采集的带香气的树皮、草根用于祭祀，后逐渐用于饮食上，就逐渐有了香料。在现代日常烹饪中常用的香料主要有八角（大料）、桂皮、干辣椒、花椒等。现在，我们就从最常用的香料学起！

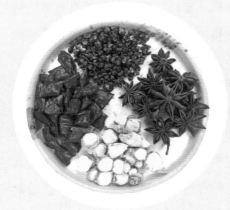

八角，俗称大料，是木兰科八角属的一种深褐色植物果实，呈八角状、星状分布，味香甜。它的应用非常广泛，如可应用于炖、煮、腌、卤、泡等烹饪方式，主要用途是去腥增香，做土豆烧排骨这类川式红烧菜加它准没错。它也可以加工磨制成五香调味粉直接使用。

桂皮，是天竺桂、阴香、细叶香桂或川桂等树皮的通称，虽然原植物比较复杂，有十余种，但都是樟科樟属植物。作为一种食品香料或烹饪调料，桂皮在世界范围内均有应用，尤其是近几年欧包的流行，撒了肉桂粉的软欧包逐渐被大家所接受、喜爱。中式应用更不必说了，作为八角的好伙伴，桂皮也是五香粉原料之一，炖肉烧菜只需少量加上它，去腥增香不在话下，还有淡淡的回甘。

花椒原产于中国，最早有文字记载是在《诗经》中，它原生于喜马拉雅山脉，是芸香科、花椒属落叶小乔木多年生植物，果实为紫红色，我们烹饪所用到的花椒指的就是花椒树的果实。花椒是大多数川菜中必不可少的一种香料，不仅能够去腥，它特有的"麻"更是成就了川菜鲜香麻辣的特色。

辣椒，茄科辣椒属，种类繁多，新鲜时也能作为配菜食用。我们这里所讲的干辣椒是红辣椒经过自然晾晒、人工脱水等过程而形成的辣椒产品，它的特点是含水量低、适合长期保存。干辣椒在四川、重庆、云南、湖南等地应用都十分广泛，炒、煎、炸、煮、炖、烘烤时都可以看到它的身影。

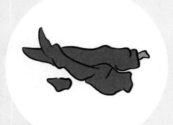

以上都是我们日常生活中常见的香料，在让菜品风味更上一层楼的同时，这些香料在营养学中也意义非凡。随着生活水平的提高，我国居民的平均钠摄入量超过了膳食指南的推荐量，导致高血压的发病率长居高位，四川地区重油、重盐的饮食特征更是让该地区成为高血压的重灾区。这些香料不仅能够去腥增香，还能够代替食盐、酱油等富含钠的调味品，在增添风味的同时，间接地让我们减少对含钠调味品的使用。让我们一起正确地用起来吧！

第二篇

会吃会控之
　　　　体重管理篇

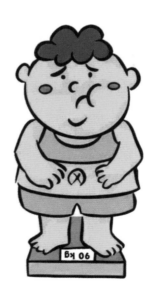

减肥硬核知识

要确定是不是真胖，首先我们需要了解"肥胖"的概念！肥胖是指过量和/或不健康的脂肪分布造成的健康危害！比如人到中年，体重没有明显变化，但肚子明显越来越大，代谢性疾病的发病风险也随之升高。对关注体重的小伙伴来说，体重指数（Body Mass Index，BMI）不再是一个陌生的名词，但要想更好地达到健康的目标，就得了解我们到底是肌肉少了，还是脂肪多了，就需要更先进、更精准的测量工具，就是我们常说的人体成分测量仪器，通过准确测量进行人体成分管理，而不是简单地认为"掉称"就可以健康。

1. 我们为什么会胖呢？

简单地说：

肥胖产生的本质是能量摄入量（如：饮食摄入）＞能量消耗量（如：体力活动）。

专业地说：

这种能量摄入量和能量消耗量的不平衡是由社会、经济、个体行为、心理状态、所处环境、遗传因素等各因素交互作用所共同造成的，根据不同原因，可以将肥胖分为单纯性肥胖和继发性肥胖。

总之，肥胖并不是一蹴而就，一口就胖！也不是又懒又馋又蠢又笨的代名词！肥胖是一种跟身、心都有关的失常状态，更需要我们细心、专业、温柔、友善地对待！

2. 肥胖到底会带来哪些伤害？

大多人都觉得胖了不好看，但肥胖带来的伤害更严重的还是对健康的威胁，糖尿病、高血压、代谢综合征、心血管系统疾病等都与肥胖密

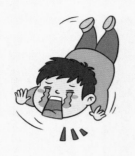

切相关。可以说，**肥胖就是我们健康路上的"绊脚石"，有它存在，不知道什么时候就摔个"狗吃屎"。**

肥胖不仅是一系列疾病的重要诱因，造成身体与心理的双重伤害，也将引起巨大的直接和间接的疾病经济负担。

3. 不健康的减肥方式还会带来"次生灾害"？

1944 年的"饥饿实验"发现，长期过度节食会对生理和心理造成严重影响。

实验对象在饥饿期脂肪量和瘦体重同时下降，而在恢复期脂肪量"反弹"更明显，储存脂肪量超出原有正常脂肪量，产生所谓"报复性反弹"。

节食后实验对象发生外貌改变、认知改变、精神异常，出现贪食暴食；节食恢复期食量和体重大幅度"反弹"，出现明显的进食及生活行为异常。

4. 瘦下来为什么会"反弹"？

饥饿导致的短期内剧烈的体重变化，会引起机体的自我保护，从而试图将体重调整到变化前。一方面，由于激素和神经调节导致食欲暴增，让人吃得更多；另一方面，肌肉减少、静息代谢率下降、日常活动耗能效率被自动调低等机体一系列变化也会进一步降低总消耗，以上这些"代谢适应"很容易地促使体重反弹。

减肥可不仅仅是传统认知中的饮食控制辅助锻炼模式。要真正做到健康体重和健康习惯的回归，还需要：**减重意愿唤醒、情绪平复舒缓、自我认同建立、食物感知的训练／对食物渴望的控制等训练，** 从多维度重塑身体对进食等生理信号的感知能力，以及保持健康的行为和心态。

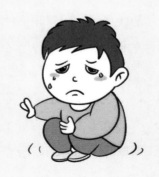

5. 体象障碍：为什么我的身材这么差？

有的肥胖是真的胖，有的胖是妈妈觉得你胖，还有一类是自认为胖，也就是医学上的专业术语体象障碍。

体象障碍：

"为什么我的身材这么差？"

"我的腿真粗啊！"

"我的腰像水桶一样！"

"我是真的丑啊！"

小 C 一直认为自己的大腿非常粗，总是想遮住大腿，时常在经过反光面的时候留意自己的倒影，看看是不是大腿很粗。医生让她表达一下感受到的大腿的尺寸，然后把她心里想的尺寸和测量所得真实尺寸相比较。让人吃惊的是，她认为的大腿尺寸是她实际大腿尺寸的两倍！像小 C 一样，大多数体象障碍患者是真的觉得自己外形上某方面存在缺陷，而事实却并非如此。

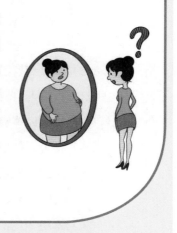

体象障碍也被称为躯体变形障碍，患者过度关注自己的躯体形象并对自身体貌缺陷进行夸张的臆想。研究发现，这类患者的脑区有连接异常的情况，表现为自知力贫乏。他们意识不到自己对自己的认知是有问题的。

大约 1% 的成年人患有某种程度的体象障碍。这些人会过度关注外表，以至于日常生活受到极大的影响，他们通常会感觉沮丧、不安、不合群，甚至还可能并发社交恐惧、抑郁症、神经性厌食和暴食症。

随着各种社会压力的增加，患体象障碍的人越来越多，特别是青少年和青年人，值得高度警惕。体象障碍其实是一种心理疾病，如不正确引导，患者的痛苦会逐渐加深。研究表明，在大、中学生中，体象障

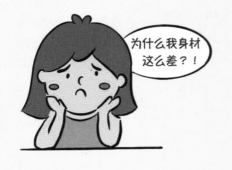

碍发生率为 2% ~ 4%。每个人的病因都不尽相同，但生理、心理和环境因素都会起到一定的作用，有时是由社会文化引发的，有时是因为自己的完美主义倾向。但它的存在就是在提醒你：你过得并不放松和开心，是时候做出调整了！

以下条目可以帮助我们"内观"，了解自己是否可能存在身体感知的偏差，是否因为对身体的自我认知有偏差而焦虑：

（1）我感到自己的某部位体貌变丑了。

（2）我感到自身某个部位有了缺陷。

（3）我认为体貌是我人生的头等大事。

（4）我每天都想着身上有缺陷的部位。

（5）体貌改变使我日夜难以平静。

（6）我因体貌改变而痛苦。

（7）体貌变化使我失去对其他事物的兴趣。

（8）体貌变化影响了我的社会功能。

（9）我每天注意自身某部位的变化。

（10）我想尽一切努力去改变体貌缺陷。

（11）我常到整形医院希望体貌缺陷得到矫正。

（12）我对自身体貌缺陷经常进行自我矫正。

（13）平时别人常评价我的体貌。

（14）我很关注别人对我体貌缺陷的议论。

（15）我因体貌改变回避与他人交往。

（16）我感到与别人交往使他人不舒服或讨厌。

（17）我因体貌改变脾气完全变了。

（18）我因自身某部位改变而积极求治。

（19）我感到体貌改变是人生不祥之兆。

（20）体貌改变使我猜疑心增强。

（21）引起体貌改变最初的诱因还在。

（22）体貌改变带来的焦虑在他人劝说下可暂时缓解。

（23）我对我所接受的治疗都不满意。

在以上自我评估条目中，如果有多条较符合，可能患体象障碍，需及时向专业人士咨询。

"胖不胖"有医学的标准，主观想象后的自我嫌弃与不健康的过度"节制"都是不对的。希望大家都有健康的好身材！

第一章

吃不胖的烦恼
——增肌增重

第一节　肌肉才是重头戏

我们身体的任何运动都离不开肌肉的有效运动和协调配合，肌肉太重要了，能帮助人体保持站立姿势、帮助咀嚼、协助呼吸，参与心脏跳动、血管收缩、防止大便失禁等，连眨眼和做各种表情也离不开肌肉的运动。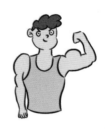

正常情况下，儿童时期肌肉的功能逐渐增强，质量逐渐提高；到了青年时期，肌肉的功能和质量达到巅峰；中年时期，肌肉以每年约 1% 的速度减少；到了老年时期，有 30% ~ 40% 的肌肉消失。

由于现代人多坐少动，有的人还盲目减肥，造成了老年病肌少症出现年轻化的趋势。如果肌肉过少，就容易出现"蝴蝶袖""大腿晃荡""游泳圈""臀部下垂"等让人"悲催"的状态；还容易摔跤，因为身体的肌肉萎缩，容易使身体失去平衡。有的人因为肌肉减少，咀嚼无力，易引起消化不良等。

1. 肌少症有哪些危害呢？

（1）肌肉质量和力量差：体重下降、四肢无力、容易疲倦、拿不起重物。

（2）平衡能力下降：随着年纪增长，行走时步态不稳，容易跌倒。

（3）肌肉功能下降：步行缓慢，甚至无法独立完成一些简单的动作。

（4）其他风险：骨折风险增加、生活质量下降、免疫力降低等。

2. 我们怎样才能健康增肌?

（1）不要盲目减肥。要注意减肥减的应该是不利于健康的那部分脂肪，而不是体重的数字，不要本末倒置，丢失了对我们基础代谢至关重要的肌肉。

（2）少食多餐。正餐中间适量加餐，摄入足够的食物，保证碳水化合物和优质蛋白等营养素的摄入量。

（3）摄入充足蛋白质。食物中的蛋白质能促进肌肉蛋白质的合成，有助于预防肌少症的发生。推荐老年人蛋白质的摄入量为每千克体重每天1.0～1.5 g，其中优质蛋白占50%以上。优质蛋白包括肉、蛋、奶、大豆及其制品。

（4）适量补充维生素D，积极参与户外活动。

（5）推荐每天饮奶至少300 mL。如果存在乳糖不耐受，饮用牛奶后会发生腹泻、腹痛等，可以选择酸奶或舒化奶。

（6）减少静坐时间，增加身体日常活动量。每周运动天数≥3天，每次40～60分钟中到高强度运动（其中抗阻运动20～30分钟）。如果想增重，那么运动应以短时间高强度的运动为主，比如做仰卧起坐、俯卧撑、深蹲、大跳等运动。

（7）保持健康的生活习惯。首先，要保证充足而良好的睡眠，以此促进食欲，也有利于食物的消化吸收，肌肉就会逐渐增长；其次，要保持心情愉悦，如果一个人长期背负巨大的精神压力，就会对内分泌和消化系统产生影响，从而减少对食物营养的吸收，导致光吃不长。

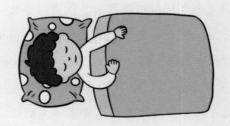

第二节 骨瘦如柴——神经性厌食

2017年上映的电影《骨瘦如柴》，讲述的是20岁的艾伦因为心理疾病患上了神经性厌食，节食、催吐成为家常便饭，她不允许自己积攒一丁点脂肪，以致骨瘦如柴，甚至做仰卧起坐脊柱都出现淤青，只有这样夸张的"瘦"才能给她带来一丝安全感。看似夸张的情节实则正是现实中神经性厌食患者每日经历的痛苦。该片导演和主演都曾患有神经性厌食，使影片更贴近神经性厌食人群的心路历程。

随着"漫画腿""A4腰"的流行，"苗条"逐渐成为文化压力，"节食的人更时尚、更自律"的营销概念深入人心。"要么瘦，要么死！"许多现代爱美人士将此奉为信条，使很多女孩在早年社会化过程中就认为苗条的女性比胖的女性更具魅力，以至于过度关注自己的体重及体形，已经很瘦了还喊着要"节食"。

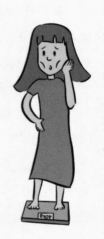

营养师在门诊经常接诊使用泻药、减肥药、催吐及运动过量等方式来降低体重，从而导致体重迅速下降、严重消瘦、月经紊乱以及不明原因的电解质紊乱或低血糖等症状的患者。

> **营养师怎么帮助患者走出"过度节食"的阴影区呢？是不是我们只要劝导患者好好吃饭就解决全部问题了呢？**

针对患者对体重和体形的过度评价、饮食习惯和一般的心理社会功能进行治疗，需要多学科专业人员间的紧密合作，包括营养师、精神科医生、心理治疗师和内科医生等，而非简单解决"不好好吃饭"的表象。

毋庸置疑，营养治疗可以尽快帮助患者恢复体重、维持代谢，是非常必要的生命支持手段，但前提是获得患者本人的配合。所以与患者进行良好沟通，解除其顾虑，取得信任和配合是重中之重。

首先需要跟患者一起，帮助他们走出不良的审美观，同时要让患者真正明白营养不良对健康造成的严重后果，让其重新燃起进食的欲望。此时还需要了解患者的饮食习惯和偏好，通过不断沟通协商，分阶段制订出合理、均衡的营养治疗方案。

根据神经性厌食患者的营养状况、疾病阶段，营养支持可以采用口服营养治疗、鼻饲营养治疗以及静脉营养治疗。鼻饲营养治疗是不是听起来有一点感到恐惧？其实鼻饲营养治疗多用于重症营养不良患者，并非普遍采用的手段。但若患者已出现严重低蛋白血症、休克征兆、严重电解质不平衡、体重极低、近期仍有严重的体重降低、水肿、体力衰弱致行动不良等情况时，就必须考虑住院治疗了，以防危及生命。

生命对于我们每个人只有一次，过分看重别人对自己体重、身材的评价，甚至被不良媒体和商业营销所误导，过分追求对体重、身材的控制，往往是得不偿失的。

第三节　特别的食物给特别的你

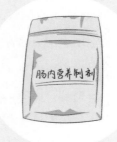

有小伙伴们好奇过，为什么躺在病床上的"植物人"即使不吃不喝生命也可以一直维续下去？"植物"二字是因为可以光合作用吗？其实，虽然植物人大脑皮质功能严重损害，丧失意识活动和认知能力，但还有自主呼吸运动和心跳，可以消化、吸收和利用营养！

那么植物人需要的营养到底来自哪里呢？这就离不开我们的营养支持了。对于充分复苏、血流动力学状态相对稳定、已纠正严重代谢紊乱的患者，经营养评估后可进行适宜的营养支持。营养支持途径包括安置胃管的肠内营养和走血管通路（也就是输液）的肠外营养两类。

但是专家们又说了，输液输久了可能要出问题。所以对于大部分的长期处于植物人状态的患者，目前公认的营养支持方式不是肠外营养，也不是鼻饲，而是胃穿刺置管术或空肠穿刺置管术。

我们了解了营养支持的途径之后，还要知道适合植物人的肠内营养是什么。传统的肠内营养物质中，家属会选择喂一些牛奶、米汤、蔬菜汁等流质食物，更好一些则自己做饭菜打碎，通过营养管送到患者胃中。但这样做，如果想达到目标能量，需要的流质食物体积会过大且易增加堵管的风险！所以在营养制剂的选择方面，营养师会选择营养密度更高、溶解性更好、更易消化吸收的一类营养制剂，即特医食品。

那么什么是特医食品，它和我们常说的蛋白粉又有什么区别呢？

特医食品是：为了满足进食受限、消化吸收障碍、代谢紊乱或特定疾病状态人群对营养

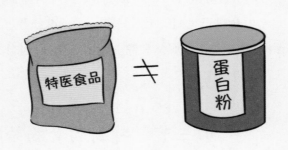

素或膳食的特殊需要，专门加工配制成的配方食品，包括适用于出生后至 12 月龄婴儿的特殊医学用途婴儿配方食品和适用于 1 岁以上人群的特殊医学用途配方食品。那么我们市面上常见的蛋白粉也属于特医食品吗？答案是否定的。蛋白粉大多属于保健食品，只是单一的蛋白质补充食品，达不到特医食品的全营养的效果。而且在补充蛋白粉时，最好配合碳水化合物一同食用，减少由能量不足导致蛋白质作为能量消耗掉的情况发生。的确，足量的蛋白质摄入可以促进患者肌肉蛋白质合成代谢，发挥纠正负氮平衡、修复损伤组织、合成蛋白质的作用，但蛋白质发挥作用的前提是要有足够能量。所以蛋白粉在供给营养素的作用上不能完全替代特医食品。

特医食品的主要特点和优势具体表现在以下几点。

1. 在营养师（或医生）的指导下服用

特医食品种类多、成分也较为复杂，其使用需由营养师（或医生）对患者进行综合评估，根据病情、胃肠道情况、实验室检查结果等制订出个体化肠内营养方案。

2. 满足特殊营养需要，适用于需要特殊食物管理的人群

特医食品主要包含全营养、特定全营养、非全营养配方食品3类。不同类型的特医食品，适用的人群也有所不同。

（1）全营养配方食品：是指可作为单一营养来源满足目标人群营养需求的特殊医学用途配方食品，也就是说完全可以代餐食用。

（2）特定全营养配方食品：是指可作为单一营养来源满足目标人群在特定疾病或者医学状况下营养需求的特殊医学用途配方食品。常见特定全营养配方食品有糖尿病全营养配方食品、呼吸系统疾病全营养配方食品、肾病全营养配方食品、肿瘤全营养配方食品、肝病全营养配方食品、肌少症全营养配方食品等。

（3）非全营养配方食品：是指可满足目标人群部分营养需求的特殊医学用途配方食品，不适合作为单一营养来源。常见非全营养配方食品有：营养素组件（蛋白质组件、脂肪组件、碳水化合物组件）、电解质配方、增稠组件、流质配方和氨基酸代谢障碍配方。

特医食品在我们的营养治疗中起着不可替代的作用，但选择和食用特医食品一定要在营养师（或医生）的指导下进行哦。

第二章

关于减肥你需要的小知识

第一节　食物也能成瘾

在当今社会，纯粹的天然食物越来越少，食品企业往往会通过各种手段创造一些新口味来满足人们对新奇刺激的追求，让人欲罢不能。特别是人工添加剂的出现，颠覆性地使食物有了新的形态、颜色和味道，让食品企业得以将感官刺激提升到极致。

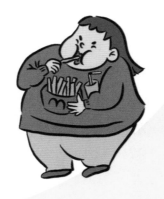

然而这些过度加工食品被称为"垃圾食品"，不仅因为其普遍具有高能量、高糖、高油、高盐、高添加剂、低纤维和仅含微量营养素等特点，还因为它具有成瘾性。

一项研究表明，长期高能量饮食会引发类似吸食尼古丁的上瘾行为，最终导致大脑对食物形成依赖。在大众语境里，"成瘾"一词往往带有负面色彩，因此现代医学在措辞上进行了改变，将"食物成瘾"改为"食物使用障碍"。

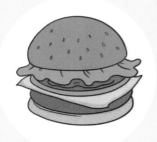

食物使用障碍（食物成瘾）：指对加工食品尤其是精加工食品（含现代化工业提取制成的糖、盐、油、咖啡因、甜味剂等）使用障碍的行为。具体表现有：对食物的消费量远超需要量，且一次比一次多，持续时间过长，可出现戒断症状等。

1. 食物使用障碍的表现

（1）可能表现出对食物不正常的渴望和痴迷，尤其是对某些特定食物特别渴望，比如高能量食物等。

（2）对食物的耐受性降低，也是食物使用障碍的明显表现，尤其是对触发上瘾心理的食物，完全无法拒绝，甚至增加食用量来满足自己。

2. 肥胖是否和食物使用障碍有关？

大量研究表明，肥胖的病因与食物使用障碍有一定的相关性，肥胖患者会更倾向于大量摄入加工食品。有研究表明，加工食品和一些使人上瘾的物质（酒精、毒品等）对人类大脑多巴胺受体的影响相同。研究人员发现，人类过量摄入糖类和脂肪会使机体产生阿片类物质（海洛因、可卡因等中的活性成分）。

3. 发现自己有食物使用障碍了怎么办？

一旦发现自己有食物使用障碍的迹象，就一定要及时调整，改变自己的口味和大脑奖励机制。不过，如果食物使用障碍的人强行命令自己戒除，或者单纯依靠自己的意志坚持，也许能坚持一天两天，但是时间一长很可能崩溃或放弃，造成新的心理创伤，所以如果自我调整效果不明显，可以尝试求助专业人士的帮助。

第二节　饿一饿真的可以瘦吗？

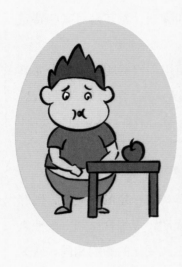

想减肥，但不想动！这是你吗？

"躺瘦"是许多减肥人士最向往的"超能力"。退一步讲，如果饿一饿就可以瘦，那着实令人心动，五花八门的各式断食减肥法也应运而生。从原理上来看，减肥的核心要素就是形成能量缺口，想要能量缺口出现，就是要让日常能量摄入少于消耗才可以。

专业一点说饮食能量干预可分为两种：能量控制和间歇性断食。

1. 能量控制

有关能量控制的研究已经有很多年历史了。科学家在酵母、果蝇、蠕虫、大鼠和小鼠等实验中均证实，限制能量摄入可将中位寿命和最长寿命延长，还可以预防或延缓许多慢性疾病的发生，如肥胖症、2型糖尿病、癌症、肾病、心肌病、神经变性和多种自身免疫性疾病等。有研究表示，对非肥胖健康人群进行不同程度的能量控制（如15%、25%）可以对身体带来有益影响，包括降低体重、改善心血管代谢相关危险因素、衰老标志等，但长期的能量控制是否真的能延缓衰老，还有待后续研究证实。

注意：不要"拿起半截就开跑"，没有营养保证的过度能量控制叫盲目节食（绝食）。通常减肥采用的能量控制是指在保证充足营养的前提下，减少日均能量的摄入。

2. 间歇性断食

不同于前述的保证每日进食次数的持续性能量控制，间歇性断食常常是指在断食干预期间不摄入或仅摄入极少的能量，而在非断食干预期间正常饮食，并进行多次循环。

隔日断食：正常进食日正常进食，甚至可以摄入日常的125%的能量。禁食日摄入日常能量的25%。之后以此类推继续重复这两日的循环。

周期性断食（5+2断食）：每周断食2日，可以选择自己觉得合适的2日，最好不要选择连续两日断食，目标：每周2日能量摄入小于500 kcal。

时间限制断食（16+8断食）：每日进食限制在连续的8小时内，具体进食时间窗可以根据自己的情况进行选择（比如从早上7点到下午3点，或者早上10点到下午6点）。但是不建议进食时间窗完全推到午后（比如12点到晚上8点进食）。因为临床试验结果提示早进食比晚进食对血糖及代谢指标的调节效果更好。

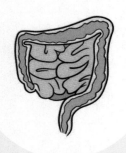

说了这么多间歇性断食的形式，间歇性断食究竟为什么会产生这些影响呢？简单地说，目前科学家认为间歇性断食方案可能是通过生物钟、肠道微生物群和生活方式的改变来调节代谢。不过，虽然早期研究显示断食有诸多健康效益，甚至有利于增强免疫力，但是要了解过度断食导致的饥饿和营养不良会明显损害免疫和组织功能，因此不能盲目断食，应当在专业营养师的指导下进行。

第三节　减重食谱换换换

减重是许多人关心的话题，"管住嘴，迈开腿"是大家都熟知的减重口号。"迈开腿"大家都能理解，就是适度的体育锻炼，而"管住嘴"是否就代表我们在减重的过程中就只能吃些水煮蔬菜、啃全麦面包？当然不是，虽然减重期的饮食也是以控制总能量摄入为基本原则，可是在此基础上也要保证营养素的全面，考虑到食用人群的饮食习惯。针对这些，我们给大家提供了以下三种针对不同饮食习惯和不同减重阶段人群的食谱。

轻断食食谱，轻断食来自"5+2轻断食"减肥法，简单地说就是轻微地断食，在一周之内不连续的2天摄取1/4日常能量的食物，其余5天正常吃。这个时期我们推荐的食谱见表2-1。

表2-1　轻断食日饮食举例（总摄入量约600 kcal）

餐别	食物种类	食物举例	重量	其他食物选择推荐
早餐	蛋类	水煮鸡蛋	1个（50 g）	鸽子蛋、鸭蛋、荷包蛋、溏心蛋等，非煎炸
	水果	葡萄柚	100 g	火龙果、芒果、橙子等时令水果
午餐	奶制品	低脂酸奶	1杯（150 mL）	低脂酸奶等低脂、含充足蛋白质的奶制品
	主食	燕麦	25 g	燕麦、土豆、荞麦、小米等谷薯类
	蔬菜	生菜	250 g	小番茄、水果萝卜、秋葵、豆苗、紫甘蓝、蘑菇等
晚餐	代餐	代餐奶昔	25 g	能量在100 kcal左右且含有蛋白质＞10 g
	蔬菜	蔬菜沙拉	250 g	芝麻菜、冰草、生菜、羽衣甘蓝、黄瓜、玉米粒、豌豆粒、胡萝卜粒、小番茄、芦笋、萝卜苗等
调料	低脂调味料	调料	低卡沙拉酱	黑胡椒、盐、柠檬汁、白葡萄酒醋、黑醋、橄榄油等，全天用油＜5 g

除了轻断食时期，如何在我们的日常生活中既能保证营养均衡又能使摄入的能量有所控制呢？下面就是我们推荐的平衡限能量食谱。见表2-2。

表2-2　平衡限能量饮食举例（一天总摄入量约1 400 kcal）

	食物种类	食物举例	重量	其他食物选择推荐
早餐	主食	全麦面包	25 g	燕麦、土豆、荞麦、小米等谷薯类
	乳制品	低脂牛奶（咖啡）	250 g	低脂酸奶等，低脂、蛋白质充足的奶制品
	蛋类	水煮鸡蛋	50 g	鸡蛋、鸽子蛋、鸭蛋；荷包蛋、溏心蛋等，非煎炸
	蔬菜	西蓝花＋荷兰豆	125 g	芝麻菜、冰草、生菜、羽衣甘蓝、小叶菠菜、黄瓜等
午餐	主食	甜荞麦饭	50 g	燕麦、土豆、荞麦、小米等谷薯类
	肉类	清蒸鲈鱼	75 g	鸡胸肉、大虾、蟹肉、金枪鱼肉等
	豆制品	麻辣豆皮	50 g	黄豆、豆筋、腐竹、豆腐等
	蔬菜	什锦蔬菜汤（玉米、木耳、萝卜、海带）	250 g	芝麻菜、冰草、生菜、羽衣甘蓝、黄瓜、玉米粒、豌豆粒、胡萝卜粒、小番茄、芦笋等
晚餐	代餐	代餐奶昔等	50 g	能量200 kcal左右，蛋白质含量10～20 g为佳
	蔬菜	蔬菜沙拉	250 g	芝麻菜、冰草、生菜、羽衣甘蓝、黄瓜、玉米粒、豌豆粒、胡萝卜粒、小番茄、芦笋、萝卜苗、秋葵等
加餐	坚果	腰果	15 g	开心果、核桃、榛果、杏仁、碧根果、夏威夷果等
	水果类	橙子	250 g	火龙果、芒果等时令水果
调料	低脂调味料	低卡沙拉酱	25 g	黑胡椒、盐、柠檬汁、白葡萄酒醋、黑醋、橄榄油等，全天用油＜25 g

如果你在减重过程中会进行高强度的运动的话，一天1 400 kcal 能量的食物还是稍显不足，所以我们还为进行高强度运动的减重人群准备了高蛋白的食谱，同时考虑到每个人的饮食习惯不同，我们也详细地将中西式饮食分开列入其中，见表2-3。

表2-3 高蛋白、适宜能量饮食举例（一天总摄入量约1 600 kcal）

餐别	食物种类	食物举例	重量	其他食物选择推荐
早餐（西式）	主食	全麦面包	两片（75 g）	燕麦粥、烤土豆等
	奶制品	低脂牛奶（咖啡）	1 杯（250 mL）	低脂酸奶等，低脂、蛋白质充足的奶制品
	蛋类	水煮鸡蛋	1 个（50 g）	煎蛋、炒蛋
	蔬菜	西蓝花＋荷兰豆	125 g	小番茄、水果萝卜、秋葵、豆苗、紫甘蓝、蘑菇等
	水果	蓝莓＋草莓	100 g	火龙果、芒果、橙子等水果
早餐（中式）	蛋类	蒸蛋羹	1 个（50 g）	鸽子蛋、鸭蛋；荷包蛋、溏心蛋等，非煎炸
	主食	小笼包	2 个（50 g）	烧麦、蒸饺、粥等
	豆制品	豆浆	1 杯（250 mL）	五谷豆浆等，低脂、蛋白质充足
	蔬菜	拌黄瓜	1 碟（50 g）	小白菜、芦笋、彩椒、香菇等
	杂粮	煮玉米	半根（60 g）	煮红薯、山药等
午／晚餐（西式）	主食	藜麦	6 g～20 g	小土豆、红豆等
	肉类	金枪鱼肉＋虾仁	75 g	鸡胸肉、大虾、蟹肉、烟熏三文鱼、带子等
	蔬菜	蔬菜沙拉	150 g	芝麻菜、冰草、生菜、羽衣甘蓝、小叶菠菜、黄瓜等
	配菜	玉米粒	25 g	豌豆粒、胡萝卜粒、小番茄、芦笋、萝卜苗、紫洋葱、牛油果、无花果、紫甘蓝、秋葵、柚子、樱桃萝卜、香蕉等
	坚果	腰果＋开心果	10 g	腰果、开心果、核桃、榛果、杏仁、碧根果、夏威夷果等
	果干	蔓越莓干	10 g	葡萄干、桑葚干、苹果干、桃干、香蕉干等
	调料	低卡沙拉酱		黑胡椒、盐、柠檬汁、白葡萄酒醋、黑醋、橄榄油等

续表

餐别	食物种类	食物举例	重量	其他食物选择推荐
午／晚餐（中式）	主食	甜荞麦饭	半碗（25 g）	燕麦、甜荞麦、玉米糁、藜麦、玉米、土豆丁等
	肉类	清蒸鲈鱼	50 ～ 75 g	鸡胸肉、鸭胸肉、兔肉、虾、蟹肉、龙利鱼、三文鱼等、牛羊瘦肉等，注意每餐总肉量
	豆制品	麻辣豆皮	1 碟（50 g）	黄豆、豆筋、腐竹、豆腐等
	蔬菜	什锦蔬菜汤（玉米、木耳、海带）	250 g	芝麻菜、冰草、生菜、羽衣甘蓝、黄瓜、番茄、玉米粒、豌豆粒

以上的食谱包括轻断食食谱、平衡限能量食谱和高蛋白、适宜能量食谱，希望能在大家体重管理的路上提供助力。

第四节 动起来，减重更健康

除了"管住嘴"，还要"迈开腿"才能真正更健康地减重。那我们就一起看一看，与运动减重有关的小知识。

1. 运动减重期间应该怎么吃？

每天饮食可以参考以下数据来定。

能量：每 30 ～ 40 分钟的运动可消耗 200 ～ 400 kcal（50 g 白米饭的能量为 180 kcal）。所以，普通运动不需要额外增加能量补充。

碳水化合物：运动时每小时可消耗 30 ～ 70 g 碳水化合物。

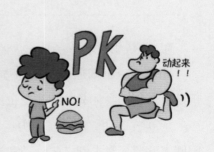

脂肪：据调查，那些减重成功并维持体重的人每日摄入脂肪少于40 g。

蛋白质：低强度运动者每千克体重摄入蛋白质约1.0 g/d，中等强度运动者每千克体重摄入蛋白质1.0 ~ 1.5 g/d，高强度运动者每千克体重摄入蛋白质1.5 ~ 2.0 g/d。

需要增肌的话，可更多选择优质蛋白，如乳清蛋白，更有利于肌肉合成。若你还是个"肌肉控"，可以额外补充亮氨酸、异亮氨酸及缬氨酸等支链氨基酸。

想增肌的话，不推荐空腹运动。运动前少量摄入碳水化合物可以减少肌肉的分解代谢哦。

2. 运动后能吃东西吗？

答案是必须吃！

若不吃，会增加肌肉损伤，降低机体免疫力。不仅不长肌肉，还会消耗它。

研究表明，运动后3小时内摄入6 ~ 20 g必需氨基酸和30 ~ 40 g碳水化合物可明显促进肌肉合成。

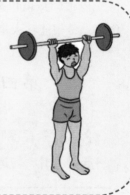

3. 要减重，选有氧运动还是抗阻力运动？

虽然大家都知道，有氧运动才被认为是燃烧脂肪的运动，但抗阻力运动更有利于身体成分的改变（比如增加肌肉、减少脂肪）。

有研究表明，增加抗阻力运动更有助于肥胖者的脂肪减少。因此，肥胖人群要尽量做到有氧运动和抗阻力运动结合哟！

4. 运动次数多点儿还是每次运动久点儿？

答案是运动次数多点儿！

有研究观察了 1 725 人 10 周，把受试者分为每周运动 1 次、2 次、3 次，每次运动 60 分钟。发现每周运动 1 次和 2 次者只增加了瘦体重，只有每周运动 3 次者减少了体脂。

5. 早餐前运动还是早餐后运动更减重？

答案是早餐前！

有研究发现，早餐前运动减少的脂肪相较于早餐后运动的更多，而且对改善脂代谢更有好处。

了解了以上信息，我们就可以总结出运动减重的要点啦：

（1）每次 30 ~ 40 分钟运动，每周 3 次的普通健身，一般正常饮食即可满足需求。

（2）运动前后推荐摄入一定的碳水化合物和蛋白质，有利于维持血糖并促进肌肉的合成。

（3）有氧运动在单位时间内会消耗更多的能量，影响更多的是脂肪含量，抗阻力运动可以增加体脂正常者的肌肉量，减少超重和肥胖者的脂肪量。

（4）低能量饮食对体重的改变效果更明显，运动对减脂更有效，体重的变化≠脂肪的变化。

（5）增加每周运动频次而不是增加运动时间。

（6）早餐前运动比早餐后运动更有利于减少脂肪，而且对于改善脂代谢也有一定好处。

减肥期间运动的目的是增强肌肉力量、肌肉耐力、柔韧性、心肺功能，维持或改善体质。多数肥胖者长期习惯于静态的生活方式，没有什么锻炼经验，当他们突然开始运动时伤害风险更大，建议初期维持较低的运动强度和较长的运动时间。

运动不是为了别的什么，只是为了迎接更好的自己。

第五节　真的存在负能量食物吗?

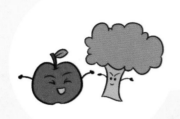

如果消化某种食物所消耗的能量大于食物所提供的能量，比如 100 g 某种食物提供 80 kcal 能量，消化 100 g 这种食物却需要 100 kcal 能量，那么，该食物所产生的能量效应就是 –20 kcal——这就是负能量食物的理论基础。

食物的基本功能之一就是为人们提供日常活动所需的能量，但人们在进食过程中也要消耗一些能量，如咀嚼、吞咽、消化吸收等。这里就产生了一个概念——食物热效应，其指由于进食而引起能量消耗额外增加的现象。人体在进食过程中，除了夹菜、咀嚼等动作消耗的能量外，因为要对食物中的营养素进行消化吸收及代谢转化，还需要消耗额外的能量。营养学家把这种因为进食而引起的热能的额外消耗称为食物热效应，又叫食物的特殊动力作用。

三大供能物质的食物热效应不同，蛋白质类食物热效应最大，相当于本身能量的 30%；碳水化合物类食物热效应为 5% ~ 6%；脂肪类食物热效应最低，为 4% ~ 5%；混合食物的食物热效应大约占食物所含能量的 10%。所以食物的食物热效应一般在 10% 左右，最多不超过 30%。

那么网络上关于负能量食物的说法究竟靠谱吗?

根据负能量食物理论，有的网站列出了食谱，包括苹果、芹菜、羽衣甘蓝、番木瓜和生菜等25种食物，说如果每天吃这些负能量食物，不仅不会给人体增加能量储备，反而会消耗能量，越吃越瘦。有这样的好事，那真的可以"躺瘦"了吗？

事实上，真正的负能量食物并不存在！网络上推荐的大多是一些能量低、富含膳食纤维的植物性食物，至于打着"负能量"的旗号大肆宣传的减肥产品就更不靠谱了。这些负能量食物富含人体不能消化吸收的膳食纤维或者低聚糖，容易让人产生饱腹感，同时其中所含的一些成分如多酚类物质能降低人体消化酶的活性。因此，当我们摄入这些食物的时候，相对的其他食物摄入就会减少，降低了能量的摄入，从而产生减肥的效果。

我们盘点几类受欢迎的、号称"负能量"的食物，看看它们的秘密。

1. 魔芋

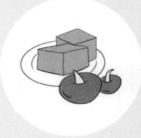

魔芋，别名蒟蒻（jǔ ruò），是一种功能性蔬菜。魔芋的食用部分是膨大的地下块茎，富含魔芋多糖（葡甘露聚糖）、蛋白质、氨基酸、矿物质、生物碱等多种化学成分，其中魔芋多糖（可溶性膳食纤维）的含量为44% ~ 64%。魔芋的主要加工产品有：魔芋粉、魔芋豆腐、魔芋面、魔芋干等。其营养成分见表2-4。

表2-4　每100g魔芋的营养成分

类型	营养成分				
	能量 /kcal	蛋白质 /g	脂肪 /g	碳水化合物 /g	膳食纤维 /g
魔芋	9	0.2	0	3.7	3.5
魔芋精粉（鬼芋粉、南星粉）	37	4.6	0.1	4.4	74.4

2. 代糖

代糖又称为甜味剂，是一种代替传统的糖类赋予食品甜味的食品添加剂。

代糖被广泛用于多种日常食品和饮料的加工和生产，如糕点、饮料等，**代糖**食品包装上通常标示着**无糖**。

3. 寒天

寒天也叫作琼脂，别名琼胶，英文名 Agar，又名洋菜、冻粉、燕菜精、洋粉。

寒天是深海里红藻细胞壁提炼萃取而成的天然食品，主要包括角寒天、粉寒天、丝寒天等，它们的主要成分都是**海藻胶**，是一种多糖体（存在于动植物中，可提高免疫力），其中有大量膳食纤维、钙、铁等。据相关研究报道，寒天的膳食纤维含量为 80% ~ 95%。见表 2–5。

表 2–5　寒天的营养成分

类型	营养成分				
	能量 /kcal	蛋白质 /g	脂肪 /g	碳水化合物 /g	膳食纤维 /g
琼脂冻	6.2	0.05	0	0	1.5
琼脂（紫菜胶洋粉）	311.0	1.1	0.2	76.3	0.1

魔芋、部分代糖、寒天这些食品都是传统食材，理论上它们确实能量不高，是一种很理想的低能量、低脂、低糖食品，可以将它们作为增加饱腹感的食物，但往往我们会加入油或者其他配料烹制，这在增加风味的同时也会增加能量哦。最关键的是我们无法只依靠这些食物生存，还是需要从各类膳食中摄入蛋白质、碳水化合物、脂肪，还有各种微量营养物质。

目前，世界上除了水，找不到完全"0卡路里"的食物，无论食物能量高低，最重要的还是需要控制摄入总量，平衡膳食才是王道哦！

第六节　想吃零食的看这里

想必大家对零食总有一种又爱又恨的感受，要减肥，又要营养，还想品尝美味……怎么合理选择零食，还真是太难了。别急，我们来一一介绍，总有能满足你需要的那款零食。

1. 黑巧克力可以作为减肥小零食

巧克力是一种以可可粉为主要原料制成的甜食，口感细腻甜美，有一股特殊的浓郁香气。其营养丰富，含有与绿茶同等份量的儿茶素，还富含碳水化合物、脂肪、蛋白质及各类矿物质成分。

含有75%～80%可可的100 g黑巧克力里大约含有11 g膳食纤维，另可提供每日建议营养素摄入量中67%的铁、58%的镁、89%的铜、98%的锰，还含有很多钾、磷、锌和硒。

可可粉和黑巧克力都含有相对高浓度的多酚类化合物，尤其是黄烷醇，其诸多健康益处已被证实，包括改善血液循环和动脉弹性，降低血压和减少血小板聚集，并具有抗炎作用。来自日本的研究结果中可可粉还有助于降低低密度脂蛋白水平，提高高密度脂蛋白水平。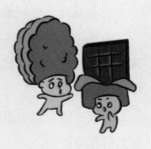

少量吃一些黑巧克力，并不会引起体重问题，还对健康有益处，所以减肥期间，也可以来一块哦。

2. 坚果作为小零食怎么吃？

再来说说零食中的王者——坚果。坚果通常分成两类，一类是树坚果，包括杏仁、核桃、板栗、榛子、松子等；另一类是种子类坚果，如

花生、葵花子、南瓜子等。坚果是一种优质食材，其所含脂肪酸以不饱和脂肪酸为主。大家不要见"脂肪"就色变，觉得它们都是不好的东西，坚果中所含的不饱和脂肪酸大多是人体所需要的必需脂肪酸。坚果还富含维生素 E、叶酸、镁、钾、铜和膳食纤维等营养素。另外，坚果属于低血糖生成指数（GI）食物，可以延缓血糖上升速度，只要控制摄入不多吃，糖尿病患者也是可以放心食用的哦。

享受坚果带来的益处，需要建立在适量摄入的前提下，过量食用坚果还是会增加肥胖风险。根据《中国居民膳食指南（2022）》推荐，每人每周摄入 50～70 g 坚果为宜，平均每天 10 g 左右，大约等于 2 个核桃、15 颗花生或 10 颗巴旦木。

需要注意的是，要仔细看配料表，应购买添加剂少、调味少、加工少的坚果。若进食加工后的高油、高盐、高糖的坚果，小心适得其反哦。

3. 果汁与水果怎么选？

究竟是食用整颗水果好还是榨成果汁好呢？

水果中确实含有一些易被氧化、破坏而失去作用的营养素，而打碎研磨这一过程增加了其暴露在空气中的时间和面积，而且快速运转的刀片也会产热，促进了营养素的氧化分解，如维生素 C。β 胡萝卜素和叶酸等遇氧、热、光也不稳定。另外，榨汁后丢弃掉的部分水果渣，也是很大的营养损失。

直接食用整个水果，较果汁而言可减少糖分的吸收，同时保留了水果中的膳食纤维，膳食纤维在肠道细菌的作用下就变成了短链脂肪酸，可以提高胰岛素的敏感性。一般来说，**推荐食用整颗水果＞汁渣混合汁＞去渣汁＞加糖水果汁／加工勾兑水果汁**。但对消化功能较弱的人群，例如刚加辅食的婴儿、牙口不好的老人、食欲差的人、咀嚼吞咽不便的人和消化道疾病患者等，打碎的食物不失为一种更好的选择。

第七节 减重的这些"坑"你都入过吗？

超重、肥胖成了很多人的困扰与烦恼，商家和机构则总是推出五花八门的减肥产品和减肥方法，花钱、有用、反弹、又胖了！减肥路上永无停歇，这里盘点一下减重路上的"坑"，帮助你看清减重路上的障碍。

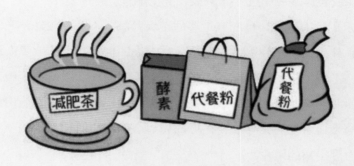

1. 生酮饮食到底有没有用？

生酮饮食是一种脂肪供能比例高、碳水化合物供能比例低、蛋白质和其他营养素摄入量适宜的饮食方式。一开始被用于治疗癫痫，尤其是儿童难治性癫痫发作。

从原理上来讲，生酮饮食通过控制碳水化合物摄入量，让机体误认为自身处于饥饿状态，开始动用脂肪供能，从而达到减轻体重的目的。但是它有一些明显的副作用，比如因膳食结构不合理，大量脂肪摄入而维生素、矿物质缺乏可能带来的炎症反应；膳食纤维缺乏导致的便秘；肝肾负担加重，甚至大量红肉摄入可能增加心血管疾病和结直肠癌的患病风险。总之生酮饮食建议在专业人士指导下谨慎选择。

2. 左旋肉碱是不是好东西?

左旋肉碱又称 l - 肉碱、维生素 BT，是一种可以促使脂肪转化为能量的类氨基酸，主要来源于红肉类食物。左旋肉碱的功能与人体器官和组织的代谢密切相关，其最突出的生理功能就是作为脂肪酸运输的载体，以乙酰基左旋肉碱的形式将中长链脂肪酸从细胞线粒体膜外转移到膜内，在线粒体基质中进行 β - 氧化产生能量。

对于正常人来说，自身有足够的左旋肉碱，不需要额外补充。如果为了减肥补充大量左旋肉碱，而每天吃进去的食物产生的能量大于消耗的能量，不增加运动的情况下，脂肪消耗不多，那么增加左旋肉碱并不会增加脂肪的氧化分解，对减肥没有太大帮助。进食过多左旋肉碱反而会促使心脑血管发生粥样硬化，增加患冠心病、心肌梗死、脑卒中等多种心脑血管疾病的风险。

3. 减肥茶可以排毒?

一定要注意，有些减肥茶中含有大黄素、酚酞、番泻叶等刺激性泻药或利尿剂，通过刺激肠道排出水分来减轻体重，脂肪并没有减少，丢失的都是水分，容易导致电解质紊乱、体重快速反弹、心律失常等。

4. 酵素能减肥吗?

酵素是日本和台湾地区对酶的别称。酵素的学名就是"酶"，是一种生物催化剂。有人说吃酵素能减肥，原理是吃酵素可以分解我们的脂肪，但这里说的脂肪并不是机体的皮下脂肪。因为酵素没法像我们体内的脂肪酶一样，特异性地作用到我们的皮下脂肪，它只会帮助分解食物中的脂肪。因此，吃酵素并不能分解体内的皮下脂肪达到减肥的效果。

5. 不吃早餐或晚餐是不是减肥的好方法?

如果不吃早餐或晚餐,下一餐进食时饥饿感会更强烈,容易摄入比平时更多的食物;且长时间不进食,肝糖原耗竭后会以消耗肌肉为代价供能。饥一顿饱一顿还会促进机体节能增储,充分利用另外两餐的能量优先合成和储备脂肪,以防下一顿挨饿。

所以,节食减肥应适度,过度节食容易发生低血糖、贫血、免疫力下降、消化功能减退等情况,所以切勿盲目节食哦。

6. 辣椒可以帮助减肥?

传闻说多吃辣椒可以燃烧脂肪,这是真的吗?

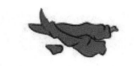

辣椒本身不会"燃烧"脂肪,只是辣椒中的辛辣成分会引起我们体温短暂升高、代谢暂时增强,让人误以为在"燃烧"脂肪。

辣椒中维生素 C、维生素 B_1、维生素 B_2 和胡萝卜素以及多种矿物质含量丰富,且性辛味辣,能够刺激唾液及胃酸的分泌,增强食欲,促进肠蠕动,帮助食物消化。辣椒所含的辣椒素在一定程度上还具有镇痛、止痒、抗炎、抗氧化、保护心肌及调节血压等作用。确实,辣椒本身的能量不高,属于非常健康的低卡路里食物,但进食辣椒的量毕竟有限,并且由于辣椒有增强食欲的作用,有些人吃辣椒还会长胖,毕竟辣椒"下饭"嘛。

第八节　代餐是智商税吗？

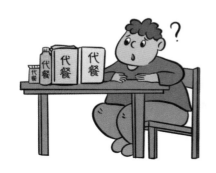

近年来随着瘦身的流行，代餐也开始被越来越多的人群消费。据有关数据显示，**代餐**尤其受到了众多年轻女性的青睐。

代餐最初是医院用来干预肥胖患者体重的，且最早的代餐是由医院或正规的食品或制药厂家调配的。然而，代餐传到"瘦身圈"后掀起了一股热潮，各种主打着"低卡、减肥、扛饿"的代餐食品层出不穷，对于许多没时间运动、没空吃饭，又"过劳肥"的白领人群，简直是正中下怀。

代餐在纳入肥胖患者的减重干预方案中后，研究表明它确实能起到控制体重的效果。但是需要注意的是，代餐之所以能达到减肥效果，很大限度上依赖于科学的营养指导和干预，这说明代餐并不是万能的。学术界给代餐的定位是食品而不是保健品，事实上代餐本身并不减肥，它只是营养师在减脂饮食方案中用到的一个工具。

合格的代餐是经过精心配比和设计的，总能量也是经过严格控制的，同时它又增加了饱腹感，比较扛饿。因此好的代餐产品能够做到营养丰富、饱腹且低能量。减肥的原理是摄入能量要小于消耗能量。偏偏大多数人不知道要怎么管住嘴，更不愿意迈开腿，因此，合格的代餐能替代一部分

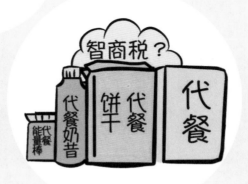

食物，满足既要吃又要低能量摄入的人群的需求。

总的来说，代餐作为一种工具，在专业营养师指导下能达到减肥效果，但要看具体食用者能不能坚持合理使用。

选择代餐减重应遵从专业营养师的指导，不可盲目选择"网红"代餐产品，切忌擅自搭配或过度节食，长期偏食、节食易导致某些微量元素摄入不足，从而引起代谢紊乱、营养不良、抑郁症等不良后果。

如果想使用代餐作为减肥工具，可以参考中国营养学会发布的《代餐食品》（T/CNSS 002-2019）相关标准。其中将代餐产品分为全部或部分代餐食品，为满足成年人控制体重期间一餐或两餐的营养需要，代替一餐或两餐的为全部代餐食品，代替一餐或两餐中的部分食物的为部分代餐食品，并为部分代餐食品规定了以下营养指标。

（1）能量：每餐代餐食品所提供的能量应大于等于 200 kcal，不高于 400 kcal。

（2）蛋白质：代餐食品中蛋白质提供的能量占总能量的 25% ～ 50%，蛋白质质量要求应符合以牛奶蛋白或鸡蛋蛋白为参考蛋白的标准，蛋白质消化率校正的氨基酸评分或可消化氨基酸评分不低于 80%。

（3）脂肪：代餐食品中来源于脂肪的能量不应超过总能量的 30%，来源于饱和脂肪的能量不应超过总能量的 10%，不得使用氢化油脂，亚油酸供能比不低于 3.0%。

（4）其他必需成分：膳食纤维为5 ～ 12 g；维生素A为260 ～ 580 μg；维生素B、维生素 B_2 为0.4 mg以上；维生素C为30 mg以上；烟酸为4.6 mg以上；叶酸为110 mg以上；钙为260 mg以上；镁为50 mg以上；铁为5 ～ 9 mg；锌为3 ～ 7 mg。

（5）可选择性成分：有维生素 D、维生素 E、维生素 B_6、维生素 B_{12}、钾、磷、钠等。

以上均为每餐代餐食品须提供的营养指标，想选择正规代餐食品的小伙伴可以参考以上信息。

减肥路上，我们还是要按照科学的指导来逐步进行，不可抱着投机取巧的心思，要相信通过科学运动和合理饮食一定会拥有令自己满意的形体。

第九节　看清你的"食态"，告别不良饮食行为

长久以来，食物的主要作用是填饱我们的肚子，随着现代物质生活水平的提高，在普遍能够吃饱穿暖的现在，食物也逐渐成为我们聚会时气氛的烘托物或者一个人"宅家"的情感寄托。有时候吃东西不再是因为饥饿，也不是因为到了饭点，而是因为想吃了，或者说馋了。如果长期如此，就要考虑可能发生了情绪性进食。

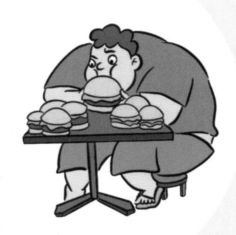

1. 什么是情绪性进食？

情绪性进食是以进食行为来抵抗消极情绪（如抑郁、焦躁、孤独等）的反应，换句话说就是"以吃消愁"。情绪性进食来得很狡猾，当你的情绪"上头"时它会产生一种饥饿感，使大脑发出"假警告"："你需要大量的能量来补充体力！"这时身体往往会寻求一些高能量的食物，来对大脑的指令做出快速反应。同时，这些高能量食物也真的会让我们释放一些内啡肽，让我们感受到片刻的安抚与满足。但这些能量的摄入并不是机体所真正需要的！这些食物也不能让我们得到真正的情绪缓解。如果放任这种情绪和行为，会使我们失控，久而久之，形成**"以吃解愁，越吃越胖，越胖越愁"**的恶性循环。

2. 如何判断我们的进食行为是否属于情绪性进食呢？

虽然情绪性进食来得如此狡猾，但我们的潜意识也常常会察觉到它的存在，通过内观察，很容易把它揪出来。

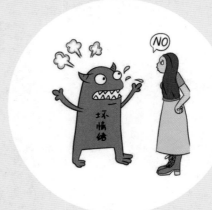

这里就需要我们专业的进食态度评价（EAT-26）量表了，一般仅需两分钟就能完成自测。这个量表可以用于评估进食障碍的典型症状的严重程度，尤其是能揭示我们的瘦身动机、对体重增加的害怕程度和进食限制倾向等方面。

表 2-6　EAT-26 量表

题目	选项
我非常害怕发胖	A.总是 B.通常 C.时常 D.有时 E.很少 F.从不
我饿的时候也不吃东西	A.总是 B.通常 C.时常 D.有时 E.很少 F.从不
我发现自己脑海里只有食物	A.总是 B.通常 C.时常 D.有时 E.很少 F.从不
无法控制地暴食	A.总是 B.通常 C.时常 D.有时 E.很少 F.从不
将食物切成一小块一小块	A.总是 B.通常 C.时常 D.有时 E.很少 F.从不
关心自己吃的食物里所含的能量	A.总是 B.通常 C.时常 D.有时 E.很少 F.从不
不吃碳水化合物含量高的食物（如面食、土豆等）	A.总是 B.通常 C.时常 D.有时 E.很少 F.从不
别人会想让我多吃点	A.总是 B.通常 C.时常 D.有时 E.很少 F.从不

续表

题目	选项
进食后呕吐	A.总是 B.通常 C.时常 D.有时 E.很少 F.从不
进食后感觉很内疚	A.总是 B.通常 C.时常 D.有时 E.很少 F.从不
一门心思想变瘦	A.总是 B.通常 C.时常 D.有时 E.很少 F.从不
运动时想着会消耗掉的能量	A.总是 B.通常 C.时常 D.有时 E.很少 F.从不
别人觉得我太瘦了	A.总是 B.通常 C.时常 D.有时 E.很少 F.从不
脑海里只想着会不会发胖	A.总是 B.通常 C.时常 D.有时 E.很少 F.从不
进食速度比一般人慢	A.总是 B.通常 C.时常 D.有时 E.很少 F.从不
不吃含糖分的食物	A.总是 B.通常 C.时常 D.有时 E.很少 F.从不
吃减肥食物	A.总是 B.通常 C.时常 D.有时 E.很少 F.从不
感觉食物控制着自己的生活	A.总是 B.通常 C.时常 D.有时 E.很少 F.从不
自我控制饮食	A.总是 B.通常 C.时常 D.有时 E.很少 F.从不
感觉别人会逼自己多吃一些	A.总是 B.通常 C.时常 D.有时 E.很少 F.从不
花很多心思和时间在食物上	A.总是 B.通常 C.时常 D.有时 E.很少 F.从不
吃甜食让我感觉很不安	A.总是 B.通常 C.时常 D.有时 E.很少 F.从不
节食	A.总是 B.通常 C.时常 D.有时 E.很少 F.从不
喜欢空腹的感觉	A.总是 B.通常 C.时常 D.有时 E.很少 F.从不
进食后有呕吐的冲动	A.总是 B.通常 C.时常 D.有时 E.很少 F.从不
喜欢尝试味道浓郁的食物	A.总是 B.通常 C.时常 D.有时 E.很少 F.从不

本研究采用的计分方式是：总是 =3 分，通常 =2 分，时常 =1 分，有时 / 很少 / 从不 =0 分。筛查标准：一般认为总分 0 ~ 10 分为大致正常；总分 11 ~ 19 分表明有厌食或贪食的倾向，即有进食障碍症状；总分 ≥ 20 分表明极有可能有厌食或贪食症，必须咨询有相关资质的专家来判断有无饮食紊乱。

3. 产生情绪性进食的原因有哪些?

大家可以看看平时生活中有没有出现过以下的情况：

（1）过度节食。

（2）因为压力而进食。

（3）因为孤独而进食。

（4）因为无聊而进食。

（5）因为庆祝而进食。

出现情绪性进食时可能不单单是因为其中的一种，更多的或许是多种原因在共同作用。

4. 在生活中我们如何去预防，或者减少出现这种情绪性进食的情况呢?

（1）少吃垃圾食品。

（2）多做体育运动。

（3）保证充足的睡眠时间和良好的睡眠质量。

最根本的一点就是让自己的进食不再被情绪所左右，远离对"吃东西"这件事的纠结，更健康地享受美食、享受生活。

第三篇

特殊营养之
　　特定人群篇

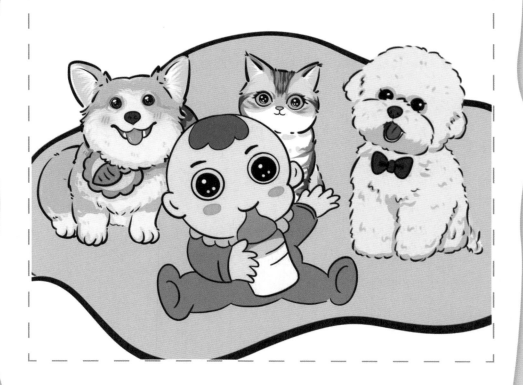

吃穿住行，人类生活总是离不开**吃**。随着社会发展，人们对吃的追求逐渐由吃饱转变为了**吃好**，而营养知识的普及则让更多人知道了如何能够吃好。但发育尚不成熟的幼婴儿、学龄时期的儿童和青少年、为人母的孕妇和产妇、年老体衰的老年人都属于需要特殊照顾的特定人群，他们有着跟普通人群不同的营养需求，这时候要怎么做才能让特定人群**吃好**呢？

　　你是不是也有这样一些疑惑：

　　婴儿那么小，也没有完整的牙齿，他们该怎么吃？母乳喂养要怎么样才能坚持？奶粉和母乳一样吗？怎样才能选出最适合婴儿的奶粉呢？辅食就是软食吗？辅食什么时候加？辅食该怎么加？

　　儿童已经有了较为完整的消化系统，是不是等比例减少成人的饭量就好了？学龄期的孩子怎么吃最能补脑？备考时期饮食应该怎么做？

　　孕妇**"一人吃两人补"**，增加饭量就好了吗？如果出现孕吐怎么办？孕吐严重会影响胎儿吗？患妊娠糖尿病需要控制血糖，甜食、米饭、面条是不是就不可以吃了呢？如果吃得少了，胎儿是不是就长不好了呢？产妇坐月子应该怎么吃？

　　"家有一老，如有一宝"，老年人到底是胖点好还是瘦点好？**"花钱难买老来瘦"**真的对吗？老年人如何吃好、喝好、排好？进餐时边吃边咳嗽是怎么了？进食呛咳又该怎么办？

　　让我们揭开以上谜底，一同开启本篇的学习，成为特定人群最好的家庭营养师。

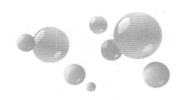

第一章

婴幼儿

第一节　母乳喂养实用方案

说起母乳喂养，绝大部分新手爸妈都知道这样的喂养方式对宝宝和宝妈都好，但对如何正确地进行母乳喂养仍是一知半解。同时，也有一些人因为缺乏母乳喂养知识导致主动或被动地放弃了母乳喂养。今天我们就来说说母乳喂养的正确打开方式，让大家对母乳喂养有一个更深入的认识。

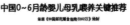
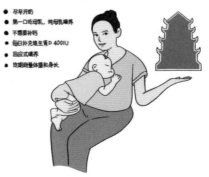

中国0~6月龄婴儿母乳喂养关键推荐

来源《中国居民膳食指南(2022)》绘制

- 尽早开奶
- 第一口吃母乳，纯母乳喂养
- 不需要补钙
- 每日补充维生素D 400IU
- 回应式喂养
- 定期测量体重和身长

成年人有中国居民平衡膳食宝塔，宝宝也有自己的膳食宝塔，对于0～6月龄的婴儿来说，《中国居民膳食指南（2022）》给出了关于母乳喂养的六条准则：

第一条：母乳是婴儿最理想的食物，坚持6月龄内纯母乳喂养。这说明6月龄以内的婴儿只要进行正确的母乳喂养，就能满足全部营养需求，不需额外喂养其他食物或水。

第二条：生后1小时内开奶，重视尽早吸吮。

第三条：回应式喂养，建立良好的生活规律。意思是只要宝宝需要，就进行喂养，不需要严格把握喂养时间和餐次。

第四条：适当补充维生素 D，母乳喂养无需补钙。由于母乳中维生素 D 含量不能满足宝宝对维生素 D 的需求，而 0 ~ 6 月龄的宝宝户外活动很少，无法通过紫外线照射产生足够的维生素 D，因此需要适当补充维生素 D。母乳中钙含量已足够丰富，因此不需要额外补钙。

第五条：任何动摇母乳喂养的想法和举动都必须咨询医生和其他专业人员，并由他们帮助做出决定。母乳喂养对宝妈的产后恢复有积极作用，对宝宝的健康成长也至关重要，如宝宝还在 6 月龄内，宝妈想要中断母乳喂养需咨询专业人员的意见。如的确有必要中断母乳喂养，也无须太过担忧，正确地进行人工喂养（即使用婴幼儿配方奶粉喂养）也能够保证宝宝健康成长。

第六条：定期监测体格指标，保持健康生长。宝宝出生以后需要定期在儿童保健门诊进行随访监测，也就是我们俗称的"做儿保"，儿童保健门诊的专业人员会对宝宝的身长、体重、头围等指标进行监测，能够及时监测宝宝的生长是否健康，以便及早发现问题，及时处理。

好的喂养姿势能让母乳喂养事半功倍，常用的母乳喂养姿势有四种，分别是橄榄球式、侧躺式、摇篮式、交叉摇篮式，不管哪一种姿势，只要宝妈和宝宝都感到舒适，宝宝能够有效地吸吮即可。哺乳时还要注重与宝宝的情感交流，如轻声言语、抚摸、眼神交流等。

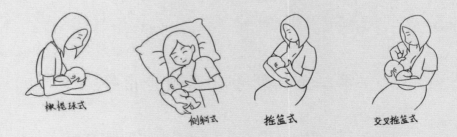

橄榄球式　　　侧躺式　　摇篮式　　　交叉摇篮式

母乳喂养姿势推荐

由于母乳喂养无法得知宝宝单次饮奶量，那么如何判断乳汁是否充足呢？我们可以从两方面入手。首先，可以从喂养时宝宝的表现和宝妈的感觉来判断，喂养充足时，可以发现宝宝会有节律地吸吮，并可听见明显的吞咽声；宝妈有下乳感，哺乳后乳房变轻松；喂奶后宝宝感到愉快和满足，反应灵敏，安静入睡。其次，也可以通过宝宝的大小便和生长情况来判断，宝宝每天小便6次左右、大便每天2～4次，大便呈金黄色糊状，体重平均每周增加150 g左右，满月时体重要增加600 g以上，也能表明喂养充足。

母乳充足的宝妈如果在喂养完宝宝后仍有余奶，可利用吸奶器将母乳吸出，使用一次性储奶袋装好并排空气体，记录具体时间，按照以下方式进行保存，可将母乳的**"保质期"**大大延长哦。见表3-1。

表3-1　吸出的母乳储存条件及时间

保存条件和温度	允许保存时间
室温存放（20～25℃）	4 小时
储存于便携式保温冰盒内（15℃左右）	24 小时
储存于冰箱保鲜区，但经常开关冰箱门（4～10℃）	48 小时
储存于冰箱保鲜区（4℃左右）	24 小时
冷冻室（零下15℃～零下5℃）	3～6个月
低温冷冻（低于零下20℃）	6～12个月

第二节　新手爸妈辅食指导

宝宝逐渐长大，单纯的母乳喂养就不能提供宝宝所需的全部营养了，因此需要从纯母乳喂养过渡到母乳加辅食。什么时候加辅食？加哪些种类？加多少？这又成为了新手爸妈们困扰的问题，让我们逐一解答。

辅食什么时候加？ 辅食添加过早可能会导致宝宝胃肠道不耐受，甚至增加宝宝超重、肥胖的风险，还会影响母乳喂养（一般来说添加辅食越早，停止母乳喂养的时间就会越早）。过晚添加辅食，则会增加宝宝营养不良和各种营养缺乏的风险，甚至还可能错过让宝宝接受各类食物的最佳时间。所以，除少数宝宝可能因早产、生长发育落后、急慢性疾病等各种特殊情况而需要在医生的指导下提前或推迟添加辅食，正常情况下宝宝添加辅食的最佳时间是满 6 月龄时。

辅食怎么加呢？添加辅食有以下原则。

第一，每次只添加一种新的食物。添加辅食以后要让宝宝适应 2 ~ 3 天，需要观察和记录宝宝是否出现呕吐、腹泻、皮疹等不良反应，如有不良反应应及时停止添加辅食，根据不良反应轻重程度来决定是否等症状消失后再次尝试或及时就医。等宝宝完全适应了一种食物后再添加另一种新食物。

第二，由少到多。刚开始给宝宝添加辅食时可以先从每天中午 1 次开始，尝几口即可，第 2 天同一时间继续添加并加量，直到辅食能够单独成一餐，之后逐渐增加到每天两餐辅食，每餐食物的数量也应由少到多，逐渐增加。

第三，由细到粗，由稀到稠。添加的辅食需要符合宝宝咀嚼和吞咽能力，辅食的性状过渡应该循序渐进，刚开始应该是细腻的泥糊状，如调至细腻泥糊状的强化铁的婴儿米粉，逐渐过渡到半固体或固体食物，如软面条、肉末、水果粒等。

辅食加什么呢？ 大家都知道婴幼儿在不同成长阶段所需营养天差地别，因此，加辅食在不同的阶段也有不同的推荐。

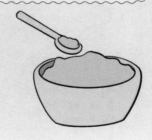

7 ～ 9 月龄婴儿在保证每天 600 mL 以上奶量的基础上，优先添加铁含量丰富的食物，如瘦肉、蛋黄、强化铁的婴儿米粉等，逐渐达到每天至少 1 个蛋黄和 25 g 瘦肉。谷物类如大米等不低于 20 g，新鲜的蔬菜、水果类各 25 ～ 100 g。如宝宝辅食以谷物类、蔬菜、水果等植物性食物为主，则需要额外添加不超过 10 g 的油脂，推荐富含 α－亚麻酸的植物油，如亚麻籽油、核桃油等。

10 ～ 12 月龄婴儿在保证每天 600 mL 奶量的基础上，每天需要添加 1 个鸡蛋、25 ～ 75 g 的瘦肉、20 ～ 75 g 的谷物类以及蔬菜、水果类各 25 ～ 100 g。同时，这个阶段需要继续引入新的食物，特别是不同种类的蔬菜、水果。特别建议准备一些"手抓食物"训练宝宝抓握，也鼓励婴儿尝试自主进食辅食。

13 ～ 24 月龄幼儿在维持每天约 500 mL 奶量的基础上，每天需要添加 1 个鸡蛋、50 ～ 75 g 的瘦肉、50 ～ 100 g 的谷物类以及蔬菜、水果类各 50 ～ 150 g。同时，可引入少量鲜牛奶、酸奶、奶酪等奶制品，作为宝宝辅食的一部分。

贴心的我们也为大家准备了一份表格，如何安排就看你啦！见表 3–2。

表 3–2　不同月龄辅食添加推荐

年龄	食物性状	餐次		进食技能
		奶类	辅食	
7 ～ 9 月龄	泥糊状	600 mL 奶	强化铁的米粉、瘦肉、蛋黄由少到多	学用杯子
10 ～ 12 月龄	半固体	600 mL 奶	1 个鸡蛋、25 ～ 75 g 的瘦肉、20 ～ 75 g 的谷物类以及蔬菜、水果类各 25 ～ 100 g	学抓食、自己用勺，学用杯子，开始与成人共同进餐
13 ～ 24 月龄	固体	500 mL 奶	1 个鸡蛋、50 ～ 75 g 的瘦肉、50 ～ 100 g 的谷物类以及蔬菜、水果类各 50 ～ 150 g	断离奶瓶，18 ～ 24 月龄自己进食

第三节　新手爸妈的配方乳粉选购指南

虽然母乳喂养对宝宝和宝妈均有好处，但不排除宝妈们因为各种原因，如疾病、工作、母乳不足等，无法进行纯母乳喂养，这时候，配方乳粉就成为了我们的替代选择，而怎么选又成了一件令人"抠脑壳"（感到烦恼）的事。

婴幼儿配方乳粉是指以牛乳（羊乳）及其加工制品为主要原料，加入适量的维生素、矿物质和其他辅料加工而成的，供婴幼儿（3周岁以内）食用的产品，

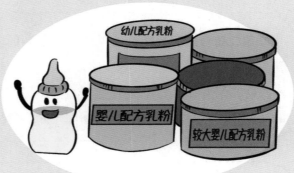

通俗的理解就是以母乳为参考标准生产的奶粉，冲泡后就是配方奶啦。它按照宝宝的月龄大小分为婴儿配方乳粉、较大婴儿配方乳粉、幼儿配方乳粉，接下来就教大家怎么挑选配方乳粉。

很多家长一定有这样的想法：如果选配方乳粉，第一当然要看奶源呀，有好的奶源才会有好的产品，这个说法很对，但又不全对。咱们选配方乳粉第一要看的一定是它是不是合格的配方乳粉，也就是看它是否符合我国婴幼儿配方乳粉的生产标准。在我国，婴幼儿配方乳粉实施产品配方注册制，只有该配方乳粉符合相应的标准，才能予以注册，注册号为"国食注字YP+4位年代号+4位顺序号"（其中YP代表婴幼儿配方乳粉的产品配方），注册信息可在国家市场监督管理总局网站上查询，这点是所有新手爸妈必做的事，千万不能嫌麻烦。

其次就是看"段位"了，此"段位"是说的"1段""2段"或是其他阶段。因为配方乳粉是按照宝宝的不同阶段来进行分类的，不同的阶段对应着不同的配方，如果阶段选错，那可能意味着你白买了，因为宝宝可能吃不了哦。来详细学习一下配方乳粉的三个阶段吧！

第一阶段的配方乳粉适合 0～6 月龄的宝宝，称为婴儿配方乳粉，俗称"1 段奶粉"。它的配方成分是最接近母乳的，因此也是最贵的，包含了 0～6 月龄的宝宝生长所需的几乎所有营养素。再次强调，该选"1 段奶粉"的宝宝（0～6 个月龄）不能选择其他阶段的配方乳粉。

第二阶段的配方乳粉适合 6～12 月龄的宝宝，称为较大婴儿配方乳粉，俗称"2 段奶粉"。这个阶段的宝宝已经开始添加辅食，所以，"2 段奶粉"的蛋白质比例接近牛奶，主要为添加辅食的宝宝提供膳食均衡的液体补充。这个时候如果经济条件允许，还是可以选择"1 段奶粉"的。

第三阶段的配方乳粉适合 12～36 月龄的宝宝，称为幼儿配方乳粉，俗称"3 段奶粉"。这个阶段的宝宝吃辅食一般能够吃得很好了，所以 24 月龄以后，也可以喝牛奶代替"3 段奶粉"。

接下来就说到家长关心的奶源问题，奶源的好坏主要与气候、水源、土壤等相关。"黄金奶源地"大多集中在南北纬的 40°～50°，中国地大物博，目前内蒙古、新疆等地成规模的奶源地在世界都是名列前茅的，并且标准跟美国、阿根廷同标。大家在购买时可以参考奶源和产地，但奶源绝非唯一的重要指标，家长们也不必刻意追求昂贵的进口奶粉，毕竟由于国际贸易和世界物流的发展，进口奶粉也可能用的是中国的奶源哦。

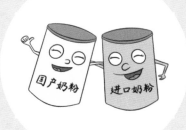

所以，不管是进口还是国产，只要是符合国家标准的大厂家，只要买对符合宝宝阶段的奶粉，都可以放心使用。最后，还要提醒大家一点，如果宝宝出现特殊氨基酸代谢问题或疾病，则需要在专业医生或营养师的指导下使用特殊医学用途婴儿配方食品哦。

第四节　拉肚子、长疹子都是过敏吗？

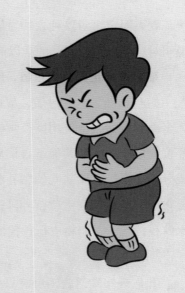

随着宝宝进食的食物种类越来越丰富，像食物过敏、腹泻、长疹子这类问题也接踵而至。每次家长"着急忙慌"跑到医院，同样的症状可能这次诊断的是食物过敏，下次又是感染性腹泻。家长也是摸不着头脑，更不知道这个时候该怎么给宝宝准备饮食，准备的食物太丰富怕过敏、腹泻，准备太简单又担心宝宝营养不良。面对这种情况，日常生活中应当怎么办呢？

首先得弄明白食物过敏是什么。食物过敏是食物不良反应的一种，指一种或多种食物特定成分进入人体后使机体过敏，再次或反复进入可导致机体对其产生异常免疫反应，引起生理功能紊乱和（或）组织损伤，较为典型的症状有皮肤症状（如荨麻疹、皮肤瘙痒等）、呼吸道症状（如打喷嚏、流鼻涕等）、消化系统症状（如恶心、呕吐、腹泻、便秘等）、循环系统症状（如皮肤苍白、昏迷等）。中国儿童食物过敏率为 3.24% ～ 8.80%，发病高峰一般出现在 1 岁左右。大约 90% 的食物过敏

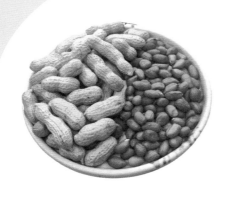

是由牛奶、鸡蛋、坚果、大豆、小麦、鱼、甲壳类水生动物等食物引起的。

如何判断宝宝是否为食物过敏？

家长们一定要学会食物回避－激发试验。如果怀疑宝宝对某种食物过敏，首先要回避这种食物约2周，等到过敏症状消失时，再次尝试这种食物，如果出现了和之前相同的过敏症状，就表明宝宝对该种食物过敏；如果宝宝没有发生不良反应的话，就说明对这种食物是耐受的。以此类推，可以逐步排查出过敏原。

那如果确定是食物过敏，应该怎么吃呢？

一旦诊断为食物过敏，应该立刻停止食用该食物，同时为了保证摄入全面的营养，应使用同类食物进行替代。比如对鸡蛋、大豆及海产品等食物过敏，可用其他富含优质蛋白的食物如奶制品、畜禽肉替代营养成分，不会影响婴幼儿的营养状况。如果是对婴幼儿配方奶粉中的蛋白质过敏，应该在医生或营养师指导下选用低敏配方（氨基酸配方或深度水解蛋白配方）奶粉进行替代治疗。

我们现在知道腹泻可能只是食物过敏的一种症状，并不是所有的腹泻都是食物过敏造成的。那我们应该如何正确理解腹泻呢？腹泻常见症状主要表现为大便次数增多和大便性状改变，这是我国婴幼儿常见的症状，多发生于宝宝6个月至2岁时。

宝宝腹泻应该怎么办呢？

首先，需要防脱水。不论是宝宝还是成年人，频繁腹泻都容易导致脱水，但成年人能够主动多饮水，宝宝不会表达也无法自行饮水，因此需要家长主动识别。如果发现宝宝嘴唇及皮肤干燥、尿量减少、哭时泪少等情况，宝宝可能已脱水。WHO、美国儿科学会（AAP）都推荐给腹泻宝宝使用口服补液盐Ⅲ，严重时则需要带宝宝去医院进行静脉补液。

其次，不必刻意禁食。腹泻期间，因为肠道吸收受影响、经胃肠道丢失营养成分增加等，会造成宝宝体重减轻，如果再刻意减少摄入，可能影响宝宝体格生长。除了排便过多、呕吐过重医生建议禁食外，腹泻时宝宝一般都不需要刻意禁食，也无需特别忌口，给予宝宝已经习惯的日常食物即可。同时，适当补充益生菌，调节肠道菌群平衡。益生菌能在肠道内定植、繁殖，维持正常的肠道微生态环境，保护肠道黏膜，有助于营养物质的消化和吸收，帮助宝宝减轻腹泻的症状。

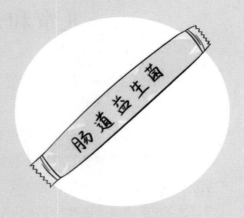

最后，补锌治疗。WHO 推荐，腹泻宝宝能进食后就可以开始补锌治疗，6 个月以下宝宝需要每天补充锌 10 mg，6 个月以上宝宝需要每天补充锌 20 mg，持续 10 ~ 14 天。

第二章

儿童和青少年

第一节　2～5岁儿童的膳食安排和零食选择

说起吃零食，大部分家长都担心其会有损孩子的健康。殊不知，三餐之外吃的所有食物和饮料（不包括水）其实都可以称为零食，正确地选择零食更有助于孩子身心健康哦。

2～5岁的孩子也叫作学龄前儿童，这时孩子的体格生长速度平稳，进入性格形成关键期，正是培养良好饮食习惯的好时候。我们看看学龄前儿童膳食该如何科学地安排。

第一，做到平衡膳食，谷类为主，食物多样，多摄入奶类、蔬果、大豆，适量吃鱼、禽、蛋、瘦肉。这个原则是摄取充足营养的关键，食物种类多样可以让孩子从小尝试各种不同食物的味道，培养不偏食、挑食的好习惯。

第二，规律就餐，培养良好饮食习惯。这里规律就餐的意思是早中晚三次正餐＋两到三次加餐。加餐一般安排在上午和下午各一次，可以根据晚餐时间的早晚再安排晚上是否加餐，加餐份量以不影响正餐食量为准。同时鼓励孩子自己使用儿童筷、匙等进食，增加进食专注度及趣味性，避免进食时分心。

第三，每天饮奶，足量饮水。水是生命之源，对孩子们来说也不例外，这里建议2～5岁的孩子每天饮奶300～400 mL或食用相当量的奶制品，每天总饮水量（包括白开水、牛奶等）1 300～1 600 mL，饮水应该以白开水为主。

第四，建议食物合理烹调，易于消化，少调料、少油炸。因为孩子的味觉敏感，具有可塑性。食物应清淡、原汁原味，多采用蒸、煮、炖、煨等烹饪方式，切碎切细易消化。

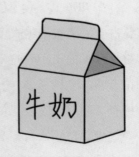

第五，鼓励较大的学龄前儿童参与食物选择与制作，增进对食物的认知与喜爱。学龄前儿童生活自理能力不断提高，自主性、学习能力和模仿能力不断增强。在保证安全的前提下，让孩子参与食物的选择与制作，可以帮助孩子了解食物的基本常识、食物对健康的意义，对食物产生心理认同和喜爱，从而喜爱和学会珍惜食物。

第六，学龄前儿童要经常进行户外活动，保障健康成长。户外活动对儿童体格和心理健康发育都至关重要。充分的户外活动可以消耗孩子的精力，保证睡眠质量，预防近视，锻炼交往能力，还能补充维生素 D，促进钙吸收。

说完日常正餐，接下来就到了家长们最关心的正确吃零食环节。合理地选择零食可以为孩子增加日常生活乐趣，那零食应该怎么选、怎么吃呢？

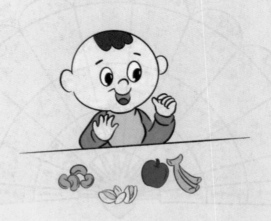

要知道，零食不能代替正餐，因此正餐作为日常饮食的主要部分，要占全天能量的绝大多数，零食总量则不应超过全天能量的15%，还要避免在睡前1小时吃零食。在选择方面，应该首选水果、奶类和坚果，符合新鲜、种类多样、易消化、安全卫生的要求即可，不必追求昂贵和稀有。同时少吃或尽量不吃高盐、高糖、高脂肪及烟熏、油炸零食，不喝或少喝含糖饮料，不喝含酒精、含咖啡因的饮料。

为了便于家长选择，《中国儿童青少年零食指南（2018）》还将日常零食分为9个类型，每个类型的零食按照食用频率分为**可经常食用**、**适量食用**、**限量食用**三个不同等级，扇形图里分别用蓝、绿、黄色标注出来。9个类型中"可经常食用"的零食多为不经加工或粗加工的食物，例如水果、奶类和坚果，可达到低油、低盐、低糖的目标，且均为平衡膳食的重要组成部分。

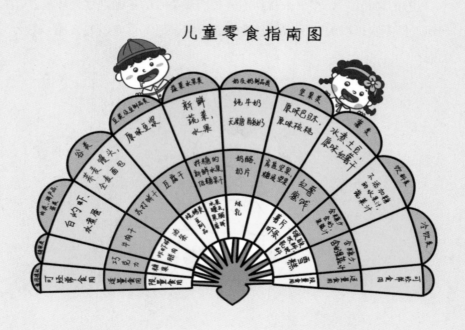

儿童零食指南图

第二节　小学、初中、高中饮食要点

小学、初中、高中学生的年龄大多在 6 ~ 18 岁，他们处于在校学习阶段，生长发育迅速，对能量和营养素的需要量相对高于成年人，合理膳食是他们智力和体格正常发育的物质保障。根据《中国学龄儿童膳食指南（2022）》和《学生餐营养指南》（WS/T 554—2017）的推荐，接下来我们就一起看看小学、初中、高中学生该怎么吃，见表 3-3。

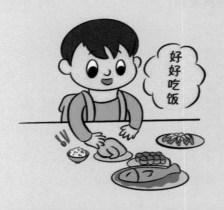

表 3-3　不同年龄儿童和青少年每日食物推荐量 （以可食部分生重计）

食物种类		年龄			
		6 ~ 8 岁	9 ~ 11 岁	12 ~ 14 岁	15 ~ 17 岁
谷薯类	谷薯类 /g	250 ~ 300	300 ~ 350	350 ~ 400	350 ~ 400
蔬菜水果类	蔬菜类 /g	300 ~ 350	350 ~ 400	400 ~ 450	450 ~ 500
	水果类 /g	150 ~ 200	200 ~ 250	250 ~ 300	300 ~ 350
鱼禽肉蛋类	畜禽肉类 /g	30 ~ 40	40 ~ 50	50 ~ 60	60 ~ 70
	鱼虾类 /g	30 ~ 40	40 ~ 50	50 ~ 60	50 ~ 60
	蛋类 /g	50	50	75	75
奶、大豆类及坚果	奶及奶制品 /mL	200	200	250	250
	大豆类及其制品和坚果 /g	30	35	40	50
植物油 /g		25	25	30	30
盐 /g		5	5	5	5

为大家提供的上述表格将每日需要摄入的食物种类和具体重量都做了详细的描述，家长们按照孩子的年龄段来选择合适的量就好啦！此外，我们还要知道的是，表格中所提到的谷薯类包括各种米、面、杂粮、杂豆及薯类等，大豆类包括黄豆、青豆和黑豆，大豆制品则以干黄豆计重。最后，早餐、午餐、晚餐提供的能量应分别占全天总能量的25% ~ 30%、35% ~ 40%、30% ~ 35%。

如果你觉得以上表格不够用，我们还为学霸家长们准备了详细版本的学龄儿童的**5条膳食准则**，在吃的基础上，提高学生的营养健康素养，养成良好饮食习惯。

第一，引导孩子主动参与食物选择和制作，提高营养素养。这样能够学习食物营养的相关知识，充分认识合理营养的重要性，鼓励和支持学龄儿童和青少年提高营养素养并养成健康饮食行为。

第二，吃好早餐，合理选择零食，培养健康饮食行为。早餐食物应包括谷薯类、蔬菜水果类、动物性食物及奶类、大豆和坚果类等四类食物中的三类及以上，做到一日三餐，定时定量、饮食规律，可在两餐之间吃少量的零食，如新鲜水果、奶制品、坚果等。清淡饮食、不挑食不偏食、不暴饮暴食，养成健康饮食行为。

第三，天天喝奶，足量饮水，不喝含糖饮料，禁止饮酒。

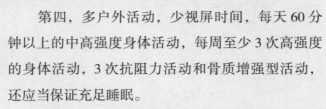

第四，多户外活动，少视屏时间，每天60分钟以上的中高强度身体活动，每周至少3次高强度的身体活动，3次抗阻力活动和骨质增强型活动，还应当保证充足睡眠。

第五，定期监测体格发育，保持体重适宜增长。同时教会孩子正确认识体形，科学判断体重状况，预防营养不足或超重、肥胖。

少年强则国强，学龄儿童和青少年的健康关乎国家的未来，培养良好的生活习惯更是能让孩子们在今后的生活中受益匪浅，大家一起来实践吧！

第三节　脑花、核桃助力补脑?

孩子们是祖国的花朵,学习阶段是孩子们的用脑高峰,如何做好"花朵"们补脑的后勤工作,家长们都使出了浑身解数,各有各的高招。今天我们就来聊聊那些出现在补脑必备单品榜的常胜将军们!

相信大家都听说过,"以形补形,吃啥补啥",那补脑必备单品一定有脑花了,猪脑、鸭脑、兔脑都是我们川菜中的常见脑花,其中猪脑出现频次最高,火锅中的脑花、脑花豆腐等都令人垂涎欲滴,那它真的补脑吗?

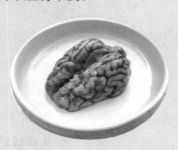

我们来看看表3-4脑花的营养成分,脑花中有蛋白质、脂肪、钙、磷等,好像营养挺全面的,蛋白质也跟鸡蛋差距不远,鸡蛋的蛋白质可是优质蛋白,脑花看上去还不错。但请不要忽略脑花的胆固醇含量,这个绝对是营养界胆固醇含量第一名了!脑花嘌呤、脂肪、胆固醇含量都不低,一方面对三高人群很不友好,另一方面对健康人群也会增加心血管疾病的患病风险,这样补脑可能会得不偿失哦。

表3-4　猪脑和鸡蛋营养成分对比(以每100g可食部计)

成分	猪脑	鸡蛋
能量 /kcal	131	144
蛋白质 /g	10.8	13.3
脂肪 /g	9.8	8.8
碳水化合物 /g	—	2.8
胆固醇 /mg	2 571	585
钙 /mg	30	56
磷 /mg	294	130

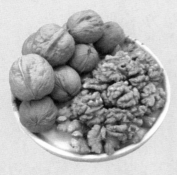

这时候一定有人会说，脑花确实不大健康，那核桃总可以了吧？既符合以形补形，又是坚果类，还是比较健康的。事实真的如此吗？

确实，核桃中的 n-3 不饱和脂肪酸对大脑健康有一定益处，但聪明的小伙伴应该知道，核桃可是能够制作核桃油的，那也意味着它的脂肪含量可不低。按照《中国居民膳食指南（2022）》中的坚果摄入量推荐，孩子每日适量摄入即可，过多地补充并不能让人更聪明，反而可能会导致血脂代谢异常。

综上所述，**脑花和核桃都不算补脑的首选**，那应该如何科学高效补脑呢？其实利于脑部健康的营养素有很多，看表 3-5 就知道了。但营养学非常神奇，它兼顾了科学与艺术，有合适的比例和量，少了不行，多了也没用，甚至有的吃多了还会导致营养素中毒。所以，适量才是关键。

表 3-5　脑部健康相关营养素及常见食物

营养素	常见食物
n-3 不饱和脂肪酸	深海鱼、亚麻籽、猕猴桃和花生等
B 族维生素	小麦、牛奶、蘑菇、葵花子、瘦肉、动物肝脏等
维生素 C	新鲜蔬果
维生素 D	鱼肝油、鱼油、蘑菇、牛奶、豆浆、谷物
维生素 E	菠菜、芦笋、牛油果、麦芽、花生、橄榄油等
类胡萝卜素	新鲜蔬果、牛肉和牛肝
类黄酮	绿茶、西柚、黑巧克力
硒	坚果、谷物、红肉、鱼、蛋
姜黄素	生姜、番茄、咖喱

最后还要强调的是，要保持健康的生活方式。坚持运动会帮助孩子们保持合适的体重，有更好的体魄。平时多动脑，规律作息、动静结合，可以让大脑得到更好的锻炼与恢复。平衡膳食能够让我们摄入全面的营养素，满足日常的机体需求。同时，控制饱和脂肪酸含量较高的肥肉和油炸食品等食物的摄入，可以避免神经突触的可塑性受到影响，也就是降低变笨的概率哦。

第四节 考试倒计时，怎么吃

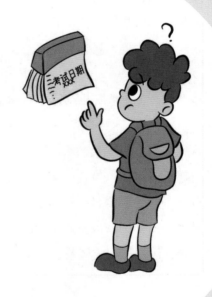

不管是小升初、中考，还是高考，可都是孩子的头等大事，这个时候不仅孩子"抠脑壳"，家长也是一样，只不过，孩子是为了做题，家长们则是为"备考期间吃啥"而发愁。要知道，有备无患，好的备考饮食一定能保证咱们家长的后勤工作不拖后腿，现在上干货！

有的家长可能会认为考前需要给孩子大补，这样才能有好的身体迎战考试，其实这样反而不好。我们建议，备考期间应该准备考生日常的饮食，**平时吃什么，考试就吃什么**，这样能够避免孩子因为进食了一些平时没有吃过的食物，导致食物过敏甚至中毒。

那日常的饮食有注意事项吗？当然有啦，我们前面已经讲到，科学有效的补脑就是保持健康的生活方式，均衡饮食，备考期间也不例外。我们推荐合理安排三餐和加餐。大家应该都有经验，如果吃得太少，尤其是经历了空腹时间最长的早餐，很容易引起低血糖，产生头晕、心慌、出冷汗等症状，严重的甚至会晕倒。如果吃得太饱，又很容易犯困，这是为什么呢？因为这时候的血液会更多地流向消化系统来进行食物消化吸收，大脑相对供氧不足。所以，吃多吃少都不好，建议早、中、晚三餐食物能量摄入比例大概是 3：4：3，这样既不增加消化系统的负担，也能助力学习。

在均衡饮食的基础上，我们着重推荐家长们重视孩子主食的摄入，很多家长认为，肉、蛋、奶比米面更营养，更有利于孩子备考，这可是个不小的误区。首先，血糖是大脑唯一可以直接利用的能量来源，而只有碳水化合物能够在最短的时间内为大脑提供血糖；其次，蛋白质要想发挥作用，必须有充足的碳水化合物供能，所以它俩是一对好搭档，需要打"组合技"。这下是不是对我们的碳水化合物的敬意油然而生了，它能够叫主食，意为"主要的食物"可不是浪得虚名哦。

当然，如果一日三餐的主食能做到粗细搭配，比如煮米饭时可以加些燕麦、玉米糁等粗粮，更有助于维持较长时间的血糖供给哦。

此外，考虑到升学考试多在夏季，高温天气一定要注意让孩子补水，这里可不是指皮肤补水，而是身体补水。水是生命之源，一旦脱水，会引起反应迟钝、嗜睡等情况，影响学习效率甚至是考场发挥。但饮水也有方法，建议每日少量多次饮水，饮水的适宜温度在 10 ~ 40℃，饮水量因人而异，以排出的小便颜色为淡黄色为宜。注意，我们这里的饮水是指饮用白开水或淡茶，不建议饮用咖啡、浓茶或其他饮料，虽然咖啡、浓茶或其他饮料能够帮忙提神，也许短时间内可以集中精神学习，但不利于体力和脑力的恢复哦。

最后，夏季也是食源性疾病（如食物中毒）的高发期，潮湿的环境和适宜的温度非常有利于细菌繁殖，这时最容易出现食品安全的问题。因此，尽量为孩子选择熟食，少吃或不吃凉菜和生食，为了备考和考试期间孩子的身体健康，尽量在家、食堂、正规餐饮机构就餐，避免点外卖或购买小摊贩食物。如果在家吃饭，食材要充分加热、煮透，记住食品安全和卫生永远是第一位。

第五节　小胖墩儿历险记

肥胖是许多慢性疾病的危险因素，随着肥胖率越来越高，肥胖已成为全球性的公共卫生问题。但肥胖不是成年人的专属，我国6 ~ 17岁的儿童和青少年超重、肥胖率近20%，6岁以下的儿童超重、肥胖率超过10%，也就是说大家身边的小胖墩儿越来越多了。

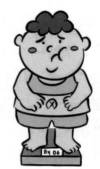

肥胖对儿童也有危害，相较于正常体重儿童，小胖墩儿们更容易患脂肪肝、高血压和冠心病等疾病，此外肥胖对儿童心理也有巨大影响。儿童肥胖率持续上升的原因与不吃早饭、经常吃零食、偏食、营养过剩、不爱运动、遗传、精神创伤、长时间看电视以及体育活动减少等有关。

胖了就得减肥，可是儿童和青少年处于生长发育期和学习阶段，减肥会影响健康和学习吗？在生活中，家长应该如何引导孩子管理体重呢？答案就是：在保证正常生长所需能量的前提下，减少能量供应，以富含膳食纤维食物为主，避免食用高能量、高脂肪食物，主食量稍加控制，但不建议过分限制饮食。具体怎么做呢？

第一步，掌握总原则。首先，应当调整饮食结构，在均衡饮食基础上控制总能量，保证蛋白质的摄入。其次，限制体重增长或降低体重，保证正常身高增长。同时需要营造健康饮食的家庭氛围，避免偏食、挑食行为，最后配合适当的有氧体育锻炼。

第二步，根据儿童年龄段来实施具体措施。针对学龄前儿童（2 ~ 5岁），首先，安排好早、中、晚三次正餐，正确烹饪儿童膳食，宜选用蒸、煮、炖、煨等烹调方式，少油少盐。同时要引导儿童专注进食，尽可能给儿童提供固定的就餐座位，定时定量进餐。其次，培养和巩固儿童饮奶、饮水习惯，每天饮奶300 ~ 400 mL，养成喝白开水的习惯，避免喝含糖饮料。最后，正确选择零食，选择新鲜、天然的食物，如牛奶、水果、蔬菜、坚果等，少选油炸食品和膨化食品。加餐量不宜多，睡前30分钟不吃零食。

针对学龄儿童和青少年（6～17岁），首先，需要合理安排三餐，食物多样化，适当地吃杂粮、蔬菜、水果、豆制品，避免三餐过多或过少，吃好早餐。可以限制孩子的主食量，换小碗吃饭，将食物做成小块，让孩子细嚼慢咽，饭前喝汤（无油蔬菜汤）。同时，做到天天喝奶300 mL，足量饮水，不用饮料代替水。其次，纠正孩子随意加餐、暴饮暴食等不健康的饮食行为，在外就餐时尽量选择含蔬菜、水果相对比较丰富的饮食，少吃能量、脂肪或糖分含量高的食品。

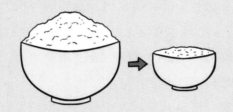

第三章

孕妇及产妇

第一节 孕期长胎不长肉的秘诀

科学的普及和现代医疗的进步，让"孕妇使劲吃、生出大胖小子"的观念逐步过渡到了"孕期合理增重、孕育正常体重宝宝"，还有近几年流行起来的**"孕期长胎不长肉"**，虽然说法较为夸张，但体现了大家对孕期如何正确增重的关注，那么从科学的角度来讲，孕期究竟该怎么吃？怎么长呢？

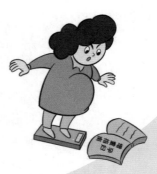

首先我们要知道，不是所有的孕妇都要长相同的体重，孕期增重应因人而异。孕前不同 BMI 的妇女孕期体重总增长的适宜范围及孕早、中晚期每周的增重速率参考值见表 3-6。

表 3-6 《中国居民膳食指南（2022）》推荐的孕期体重增长情况

妊娠前身体质量指数分类	总增重范围 /kg	妊娠早期增重范围 /kg	妊娠中晚期每周体重增长值及范围 /kg
低体重（BMI < 18.5 kg/m²）	11.0 ~ 16.0	0 ~ 2.0	0.46（0.37 ~ 0.56）
正常体重（18.5 kg/m² ≤ BMI < 24.0 kg/m²）	8.0 ~ 14.0	0 ~ 2.0	0.37（0.26 ~ 0.48）
超重（24.0 kg/m² ≤ BMI < 28.0 kg/m²）	7.0 ~ 11.0	0 ~ 2.0	0.30（0.22 ~ 0.37）
肥胖（BMI ≥ 28.0 kg/m²）	5.0 ~ 9.0	0 ~ 2.0	0.22（0.15 ~ 0.30）

孕期增重的速率和范围都已经了解以后，接下来要做的就是要知道如何吃才能完成以上目标。一般在孕早期，除低体重的孕妇需要少食多餐，增加进食量，以确保自身身体健康和营养状况良好，正常体重的孕妇只需要继续维持孕前的平衡膳食即可，因为孕早期胎儿很小，对营养的需求并未增加。如果孕吐严重，可少量多餐，保证摄入含 130 g 碳水化合物的食物即可。到了孕中期，胎儿生长发育加速，营养需求也会增加，这就需要孕妇增加进食量了，正常体重的孕妇只需要增加饮奶量至 500 mL，动物性食物如鱼、禽、肉、蛋类总摄入量增至 150 ~ 200 g，孕晚期增至 175 ~ 225 g。整个孕期要注意补充叶酸（孕前 3 个月即可开始补充），常吃含铁丰富的食物，如每周食用 1 ~ 2 次动物血或肝脏，选用碘盐，每周食用 2 ~ 3 次海产鱼类。

　　所以这样来看，低体重和正常体重的孕妇在孕期也不必大补，保证平衡膳食就行，同时需要配合适量运动，维持孕期适宜增重。那么对于我们原本就超重或肥胖的孕妇呢？需要减肥吗？

　　答案是需要控制体重，对于体重超重或肥胖的孕妇，在怀孕期间应当在营养师的指导下制订健康均衡的个体化食谱，不能盲目地进行"节食减肥"。建议大家前往正规医疗机构临床营养科就诊，营养师会依据身高、体重、年龄、孕周、肥胖原因和饮食习惯等为孕妇做好体重管理工作。孕期体重管理可是专业工作，需要执照和临床经验，可不能随意听信各种偏方减重哦。

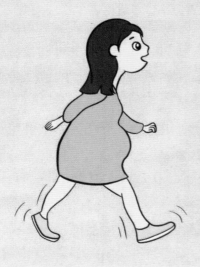

　　增重和控制体重都搞清楚了，有的孕妇又有疑问了，关于称重，很多孕妇都很好奇，为什么今天称重了 0.5 kg，明天又轻了 1 kg，体重变化有这么大吗？

其实观察自身体重变化的一项重要前提就是要确保每一次测量体重都是在同一个秤上进行的，不同的体重秤之间没有进行比较的意义。在使用体重秤时应注意先对体重秤进行校正，保证称重时归零。此外还要注意固定称重时间，如早上起床空腹测量。每次称重前均应排空大、小便，仅着单衣，以保证测量数据的准确性和监测的有效性。最后准备一个小本子，将自己每次测量的体重进行记录。

孕期体重监测和管理孕早期体重变化不大，可每月测量 1 次。孕中晚期应每周测量体重，并根据体重增长速率调整能量摄入和身体活动水平。

第二节　"糖妈"饮食攻略

产检里有一项检查一定是让孕妈们惴惴不安的，那就是**口服葡萄糖耐量试验**！先不说结果如何，就光是喝高浓度葡萄糖水、两小时内抽好几次血，就足够让孕妈们从娇弱女子变超人了。然而，如果不幸试验没过，还得在家监测血糖、写饮食日记，吃多了怕孩子变巨大儿，吃少了怕孩子矮小和营养不良，一直纠结到孩子出生。如果再不幸，整个孕期都没控制好血糖，搞不好年纪轻轻就得了 2 型糖尿病。正所谓知己知彼，百战不殆，今天我们就把妊娠糖尿病的饮食攻略一网打尽。

很多试验没过的孕妈都会问：为啥孕前好好的，一怀孕血糖就不好了？其实主要还是怀孕生理变化的原因，怀孕导致雌激素、孕激素变化，影响机体对胰岛素的敏感性；随着胎儿长大，对葡萄糖的需求量增加，这对胰岛功能也是一个考验；甚至有的孕妈因为孕期的不正确饮食，需要更多的胰岛素来控制血糖，这些都在无形之中增加了胰岛的负担。其实在这个阶段，大多数孕妈可以通过胰岛代偿（也就是胰岛加班加点产生更多的胰岛素）把血糖降下来，而部分孕妈则适应不了这个代谢变化，导致**妊娠糖尿病**。

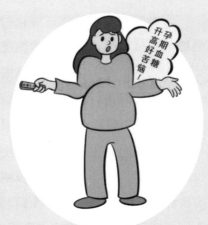

那应该怎么预防妊娠糖尿病呢？孕妈应该从孕前就要开始进行全面体检，这个阶段由专业医生、营养师进行全面分析，找到容易诱发妊娠糖尿病的高危因素，比如多囊卵巢综合征、超重或肥胖、高脂饮食等，能纠正的尽量在孕前纠正，比如制订个体化的食谱，改变饮食习惯，配合运动，调整体重、血脂、血压等到正常范围。进入孕期后，按计划产检，接受营养师的营养指导，了解孕期饮食、运动相关注意事项，学会合理地搭配饮食，养成运动的习惯，将体重增长速度控制在正常范围内，也能很大限度预防妊娠糖尿病。

如果不幸成为"**糖妈**"，也不用过分担忧，及时前往正规医疗机构的内分泌科和临床营养科就诊，医生会为糖妈提供药物指导，营养师会根据糖妈的身高、体重、年龄、基础代谢、孕周、体力活动等因素来定制个体化食谱，明确告诉每一位糖妈，每顿应该吃哪些食物、吃多少，有需要时还可以前往康复科请康复治疗师提供个体化的运动建议。

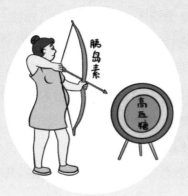

妊娠糖尿病是一种疾病状态，如果管理得好，疾病状态可以逆转；反之，则可能终身都受到高血糖状态的影响，甚至带来许多新问题。希望血糖问题能够得到各位孕妈们的足够重视，预防大于治疗，如果不幸成为"**糖妈**"也不必惊慌，医生和营养师会为你保驾护航。

第三节　孕吐不要熬，妊娠剧吐会要命

孕吐是妊娠早期的普遍反应，首先，因为怀孕后人体内的血浆人绒毛膜促性腺激素（HCG）水平升高，刺激机体产生呕吐反应，这是一个正常的生理过程；其次，孕妈胃肠蠕动减慢，使胃内压力升高，让食物容易反流，产生呕吐；最后，孕妈的鼻子会变得灵敏，这是一种自我保护的反应，通过孕吐来阻止摄入或吸入各种可能有害胎儿发育的毒素或者致癌物。

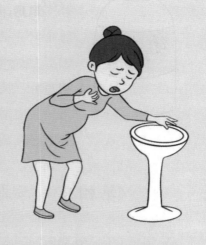

大部分的孕妈，在妊娠第6周左右就逐渐开始出现食欲缺乏、轻度恶心、呕吐、头晕、疲倦等早孕症状。绝大多数的时候，孕吐只会拉伸部分腹部肌肉，一般不会影响妈妈和胎儿的健康，不需要特别处理，14周以后呕吐症状会逐渐减轻。但当孕妈持续呕吐，出现不能饮水、进食，呕吐物除食物外带有血性物或胆汁的情况，那可能就是妊娠剧吐，必须去医院治疗。如果体重下降超过原有体重的15%；或出现严重的电解质紊乱和严重的脱水，表现为极度疲倦、尿量明显减少、口唇干裂、皮肤干燥，或有生命体征不稳定等情况，也必须去医院进行治疗。那孕吐到底该怎么吃呢？

首先，做到少食多餐。将每天三餐拆成5～6餐或每隔2～3小时进食，并减少每餐的进食量，这样可以减轻进餐时的饱腹感，避免过饱加重恶心症状。推荐在感到饥饿之前进食，或一感到饥饿就立即进食，因为部分孕妈在空腹时也容易感到恶心。

其次，进餐时要细嚼慢咽，避免食物在胃内的停留时间过长，食物在胃中停留时间越长越易孕吐。同时，做到**清淡饮食**。在食物口味的选

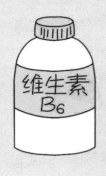

择上，可以尽量选取自己想吃的、易消化的东西，以清淡可口为主，避免进食油腻和辛辣刺激的食物。

最后，可以适当补充维生素 B_6。研究表明，维生素 B_6 可以改善恶心，非常安全、副作用小且购买方便，因此常将其作为孕吐的初始治疗。但有报道称，长期以 > 500 mg/d 的剂量服用维生素 B_6 可导致周围神经炎，因此维生素 B_6 须在医生或营养师指导下进行使用。

第四节　孕期饮食谣言粉碎机

总有一些坊间传闻是营养师不得不出来辟谣的，请收好以下关于孕期饮食的辟谣，必要时可发送至家族微信群传阅，让营养师来当你的专业"嘴替"。

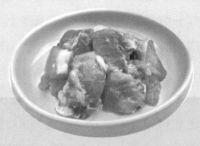

谣言一：吃兔肉患兔唇

兔唇，学名唇裂，是一种先天性畸形，致病原因包括遗传、环境、精神心理因素等，营养师翻阅了古今典籍，致病原因里都没有说吃兔肉会患兔唇哦。相反，兔肉不仅属于富含优质蛋白的肉类，还属于肉类中脂肪含量很低的一种，所以，不管是孕妇还是普通人群，适量多吃兔肉都有助于预防血脂代谢异常，减少心血管疾病的患病风险哦。

谣言二：吃羊肉发羊癫风

与上一谣言同理。羊癫风是癫痫的俗称，是神经系统疾病之一。荟萃分析结果表明，癫痫病家族史、颅脑损伤、热性惊厥、新生儿疾病和孕期危险因素是目前癫痫发病的主要危险因素。其中孕期危险因素包括孕期接触有害因素、孕期患病毒性感染疾病、孕期服用不良药物等情况，而吃羊肉导致癫痫的发生完全没有科学依据。而且，羊肉属于富含优质蛋白的肉类，也属于红肉，有很好的补铁效果哦，只要不对羊肉过敏，缺铁性贫血的孕妈就可以吃起来。

虽然以上谣言已告破，但不得不说，有些食物确实会对孕妇和胎儿产生危险，孕期我们那么应该注意哪些呢？

第一，**香烟与酒精**。香烟中的尼古丁、一氧化碳和多环芳烃对孕期胎儿十分有害，会导致胎儿畸形。孕妇饮酒也可能引发多种先天畸形，畸形严重程度与饮酒量及胎龄有关。

第二，**油炸、烧烤、烟熏类食物**。这些食物在高温下都会产生大量苯并芘，动物实验发现这种物质经口直接摄入可通过胎盘进入胎体，对胎儿造成不同程度的损害。

第三，**过量维生素 A**。大多数孕妇孕期都会补充维生素，但维生素 A 吃多了也有害，可能会造成胎儿眼睛、头骨、肺、心脏的畸形。动物肝脏富含维生素 A，一般来说，一周吃 1 ~ 2 次动物肝脏，每次不超过 100 g 不会出现中毒问题。

第四，**生冷食品**。生冷食物中可能含有沙门菌、大肠杆菌、弓形虫和其他寄生虫。喜欢吃刺身的孕妈就要忌口了。涮锅的肉类也要充分地煮熟才能入口哦。

第五，**含重金属的食物**。研究表明，重金属具有生殖毒性、胚胎毒性和致畸作用，正常情况下孕妈不会误食，但可能会接触受到重金属污染的食物。

第五节　产后必吃榜——专业营养师归纳整理

产褥期俗称**"坐月子"**，是指产妇从胎儿、胎盘娩出后身体器官（除乳腺外）、心理调整恢复至未孕状态所需要的一段时间，一般为产后 6～8 周。**"坐月子"** 是中国的说法，其他国家虽然没有这个称呼，但每一位产妇都需要一段时间来进行生理和心理的修复与重建哦。让我们看看该怎么吃才能既让产妇在迅速恢复的同时又满足母乳喂养的宝宝生长发育的营养需求。

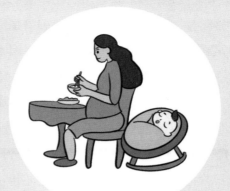

对产妇来说，每个人生产过后状态不同，如果生产时没有使用麻醉剂，并且自觉无明显不适，可以直接选择少油、少盐的常规饮食。当然也有部分产妇在分娩后感到比较累或食欲较差，可以先选择流质饮食和软食，如稀饭、面条、馄饨、蒸蛋等，以上食物不用咀嚼太长时间，不会过度消耗产妇体力，同时又比较好消化吸收，之后可以逐步过渡到正常饮食。

对于剖宫产的产妇，由于使用了麻醉剂，为了预防胃肠道不良反应，应严格从流质饮食，逐步过渡至半流质饮食，再转为软食和正常饮食，产后饮食推荐见表 3-7。

表 3-7　产后饮食推荐

产后时间	饮食推荐
产后第 1 天	流质饮食、多喝水（米汤、红糖水、蛋花汤等）
产后第 2 天	细软、清淡、半流质饮食（小米粥、蒸蛋羹、甜藕粉等）
产后第 3～6 天	易消化、少渣饮食（软饭、面条、红糖鸡蛋等）
产后 7 天以后	逐步过渡到正常饮食

产后1周，除特殊情况下的产妇外，绝大多数产妇已经可以正常进食了，但应注意，以下膳食宝塔的推荐摄入量是计算了母体分泌乳汁、哺育婴儿所需的营养需求，不采用母乳喂养的产妇可参考孕前正常饮食。

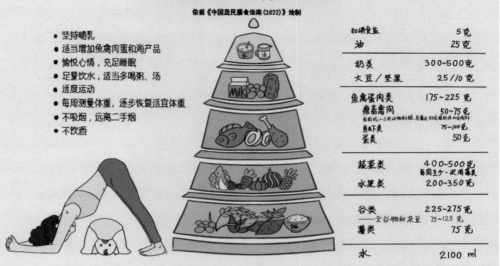

中国哺乳期妇女平衡膳食宝塔

依据《中国居民膳食指南 (2022)》绘制

* 坚持哺乳
* 适当增加鱼禽肉蛋和海产品
* 愉悦心情，充足睡眠
* 足量饮水，适当多喝粥、汤
* 适度运动
* 每周测量体重，逐步恢复适宜体重
* 不吸烟，远离二手烟
* 不饮酒

加碘食盐	5克
油	25克
奶类	300~500克
大豆/坚果	25/10克
鱼禽蛋肉类	175~225克
畜禽瘦肉	50~75克
每周吃1~2次动物肝脏，总量达85克猪肝或40克鸡肝	
鱼虾类	75~100克
蛋类	50克
蔬菜类	400~500克
每周至少1个～放两菜果	
水果类	200~350克
谷类	225~275克
——全谷物和杂豆	75~125克
薯类	75克
水	2100 ml

宝塔一共5层，包含了一天应该摄入的各类膳食生重总量。在平衡膳食的基础上若不能满足其需要量，仍需要额外补充膳食补充剂。让我们一起看看月子期的一月均衡食谱推荐吧！见表3–8。

月子餐食谱推荐1号

表3–8 月子餐—日均衡食谱

餐次	食物名称	主要原料重量/g
早餐	热牛奶	牛乳150
	水煮蛋	鸡蛋鸡蛋50
	馒头	面粉80
加餐	面包	面包75
	米饭	大米100
中餐	胡萝卜炒肉丝	胡萝卜50，猪瘦肉50
	豆腐白菜汤	豆腐75，大白菜150

餐次	食物名称	主要原料重量 / g
加餐	核桃	干核桃仁 30
	水果	梨 200
晚餐	米饭	大米 100
	清蒸鲈鱼	鲈鱼 75
	虾米菠菜汤	虾皮 15，菠菜 200
加餐	酸奶	酸奶 160

注：总能量为 2 300 kcal，蛋白质为 95 g；本食谱烹饪时盐应 < 6 g，植物油为 25 g。

月子餐食谱推荐 2 号

孕前（BMI ≥ 24 kg/m²）和（或）孕期体重增加超过正常范围的产妇很容易出现产后体重滞留，则应控制脂肪和碳水化合物的摄入量，总能量控制在 1 800 kcal 左右，此时身体会动用自身储备的脂肪来弥补 500 kcal 的能量缺口，达到正常推荐的 2 300 kcal 能量。随着乳汁的不断分泌，机体多余的脂肪就会逐渐减少，逐渐恢复正常体重。见表 3-9。

表 3-9　月子餐一日均衡食谱

餐次	食物名称	主要原料重量 / g
早餐	全麦鸡蛋饼	全麦粉 60，鸡蛋 50，豆渣 10，虾皮 2，黄豆芽 50，冬笋丝 50，葱花 10
	麻仁豆浆	亚麻籽 5，白芝麻 5，黄豆 10
加餐	原味酸奶	酸奶 100
中餐	乌鱼小米粥	小米 30，乌鱼片 75，莴笋叶 30
	双薯蔬菜烤奶酪	红薯丁 100，土豆丁 100，胡萝卜丁 50，甜豌豆 20，奶酪 16
	蔬菜沙拉	番茄 150，莴笋叶 60，紫甘蓝 60
加餐	甜橙	甜橙 150
	鲜牛奶	鲜牛奶 100

续表

餐次	食物名称	主要原料重量 / g
晚餐	红豆杂粮粥	红豆 20，小米 10，紫米 10，燕麦粒 10
	白灼西蓝花	西蓝花 200
	虾仁炒豆腐	豆腐 50，河虾 30，芦笋 50，草菇 30
加餐	全脂牛奶	牛奶 100

注：总能量为 1 800 kcal，蛋白质为 90 g；本食谱烹饪时盐应＜6 g，植物油为 25 g。

最后再特别解释一下产妇们在坐月子期间最关心的问题——**喝汤到底能不能催奶?** 首先，喝汤确实能够增加泌乳量，但脂肪含量高的汤可能导致产妇堵奶，得不偿失。像肉眼可见油脂的汤和颜色雪白的汤都属于脂肪含量高的汤，前者比较好理解，油脂就是脂肪的一种，后者则是因为脂肪乳化以后变成了白色，因此雪白的汤脂肪含量一定不低。其次，喝汤应适量，胃的容积有限，对于需要泌乳的产妇而言，营养需求增加，应当多选择营养密度高的固体食物，因为多喝汤会影响主食和肉类等的摄入。

我们推荐，煲汤食材尽量选择脂肪含量低的肉类，如鱼、瘦肉等，这样可以从根本上降低汤的脂肪含量，也可喝蛋花汤、豆腐汤、蔬菜汤、面汤及米汤等。虽然这些汤的营养成分含量很低，不能提供优质蛋白，但产妇喝汤主要是为了增加饮水量，因此，喝汤的同时要吃肉，这样更有助于产妇和宝宝的营养摄入哦。

第四章

老年人

第一节　老年人健康生活三大要素
——吃好、喝好、排好

随着年龄增加，尤其是超过 65 岁的老年人，生理上的变化主要体现在代谢能力下降，各个器官功能衰退，视觉、听觉及味觉等感官反应迟钝以及肌肉衰减等。那么老年人要怎么做才能更健康地生活呢？让我们从**三大要素**入手，逐个击破！

吃好

可以用"**十个拳头**"和"**十个一点儿**"来总结：

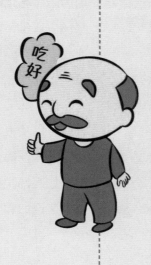

"**十个拳头**"改善老年人饮食质量

一拳肉蛋不超过，红肉食品别太多；

二拳谷薯必须有，粗粮薯类加杂豆；

二拳牛奶和大豆，有利牙齿和骨骼；

五拳果蔬不能少，保护身体有营养。

（一拳头大小的食物为 150 ～ 200 g 生重）

"**十个一点儿**"改善老年人饮食行为

品种多一点，数量少一点；

粗粮多一点，剩菜少一点；

颜色深一点，口味淡一点；

饭菜碎一点，吃得慢一点；

早餐好一点，晚餐少一点。

还应注意：老年人食用鱼虾类要预防鱼刺卡住的风险。食用畜肉时，尽量选择瘦肉，少吃肥肉。奶制品应该选择适合自己身体状况的，如鲜奶、酸奶、老年人奶粉等，并坚持长期食用。此外，大豆及其制品同样富含优质蛋白、脂肪及其他有益成分，并且大豆制品如豆腐、豆花等口感细软、十分适合牙口不好的老年人。在烹调方面选用蒸、炖、煮、烩、炒的方式将食物加工，少用煎、炸、爆、烧、烤、卤、熏等方式。合理安排三餐，适当加餐，很多独居的老年人应多予以关爱，提醒老年人按时进餐。

喝好

老年人应该选择饮用白水，白水是指自来水、经过滤净化处理后的直饮水、经煮沸的水、桶装水以及包装饮用纯净水、天然矿泉水、天然泉水等各种类型饮用水。也可以选择喝淡茶水，不推荐饮用浓茶、咖啡、含糖饮料、含酒精饮品。

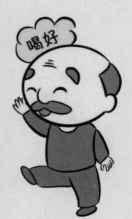

健康的老年人每天的饮水量为1 500 ~ 1 700 mL，应主动、足量喝水，不要等到感觉到口渴了才去喝水，因为出现口渴时已经是身体明显缺水的信号。并且要少量多次，避免一次过量饮水。如果患有特殊疾病，如肾病、心脏病等应遵医嘱相应减少饮水量。饮用水的适宜温度在10 ~ 40℃，饮用过烫的水会对机体口腔和消化道造成慢性损伤，增加食管癌的患病风险。

我们建议，晨起后、睡前2小时各饮一杯水（约200 mL），其他时间里每1 ~ 2小时饮水200 mL。在进行身体活动时，要注意身体活动前、中和后水分的摄入，可分别喝水100 ~ 200 mL，以保持良好的水合状态（体液达到平衡的状态）。

排好

首先要了解正常排便是什么情况，如果发现排便异常，应该尽早就医。正常排便情况见表3-10。

表3-10　正常排便情况

项目	内容
次数与时间	每天基本定时排便一次；最少两天1次；一次排便3～5分钟
颜色	黄色或褐色；绿色或较深颜色（食用较多绿色蔬菜或深色食物后）
量	一次2～3条，一条约100 g；总体积约为拳头大小
气味	有气味但无恶臭
硬度	质地均匀，如熟透后的香蕉

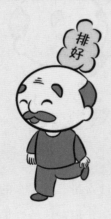

如果出现便秘请勿擅自使用大黄、番泻叶等泻药，这些泻药的不恰当使用可能会导致结肠黑变病（属于癌前病变）。建议采用饮食加行为治疗：首先，我们要保证每天食物总摄入量在800 g以上，每天饮水量在1 600 mL左右；同时，保证摄入富含膳食纤维的食物，如绿叶蔬菜、水果、粗粮等。其次，日常要进行适量运动，避免久坐，早、晚腹部按摩以促进肠蠕动。慢慢养成每天定时和专心排便的习惯，有便意时马上排便，切忌憋便。最后，保持心情轻松愉快，因为精神压力过大也会导致消化系统紊乱，引起便秘。

胀气时还可以选择做以下动作来排出肠道废气，如睡前顺时针按摩腹部100次，晚餐后1小时站立、踮脚或抖动1～2分钟等，直到肠道排出废气（即**放屁**）。若饮食加行为治疗无明显效果，反复发生便秘者应及时就医。

第二节　骨质疏松不可怕，未雨绸缪最重要

步入老年期，还可能发生一种常见的疾病——**骨质疏松**，是一种以骨量减少、骨质量受损及骨强度降低，导致骨脆性增加、易发生骨折为特征的全身性骨病。通俗的理解就是骨骼不再"硬朗"，容易带来全身性的不良影响，如引起疼痛、身高降低、驼背、脆性骨折等。其实骨质疏松可发生在不同性别、不同年龄的人群，但多见于绝经后妇女和老年男性。

虽然骨质疏松会对全身造成影响，伤害力极强，但大家也不必过分担忧，因为骨质疏松是一种可预防的疾病，只要掌握对的方法就可有效预防，而且越早开始预防，效果越好哦。

预防第一步，保持健康的生活方式。均衡饮食，养成运动的好习惯，适当的体育锻炼有助于维持骨量，这样，哪怕老年期不得不面临骨量减少，至少有一个比较高的基础，可以让骨量减少带来的影响降低。同时，也要避免吸烟、酗酒，减少浓茶、咖啡、碳酸饮料等可能引起钙流失的饮料摄入。

预防第二步，均衡饮食的基础上，注重优质蛋白的摄入。俗话说"骨肉相连"，而蛋白质的摄入则对骨骼和肌肉同样重要，它能够保证骨骼关节的健康和肌肉力量，对钙的吸收和储存也有促进作用。肉类、蛋类和奶类都是富含优质蛋白的食物，应该保证充足摄入。

预防第三步，来到我们都知道的答案——补钙。其实钙和磷都是骨矿物质的主要成分，长期摄入不足就会导致骨密度的降低。根据中国营养学会的推荐，成年人每天应当摄入 800 mg 左右的钙，而老年人则需要更多，每天应摄入 1 000 mg 的钙。应根据自身进食情况计算平均每日钙摄入量，调整饮食或选择钙剂补充。磷在日常饮食中已经足够丰富，一般不需要额外补充。

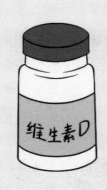

预防第四步，补充维生素D。维生素D和钙是一对好搭档，维生素D能够促进人体对钙的吸收。最安全的补充维生素D的方法就是晒太阳，我们的皮肤在阳光下就能够合成维生素D。通常在大部分地区，在春、夏、秋三季的早晨9：00—10：00、下晚16：00—17：00，暴露四肢及面部皮肤在阳光下晒5～30分钟，每周两次，就能充分促进体内维生素D的合成。如果是在紫外线不足的成都平原，还可以增加深海鱼、动物肝脏、蛋黄等富含维生素D的食物摄入，必要时可以在医生或营养师指导下使用维生素D补充剂。

骨质疏松预防大于治疗，但老年人如果体检发现已经存在骨质疏松，则应当咨询内分泌科医生，合理进行抗骨质疏松治疗。

第三节　千金难买老来肉

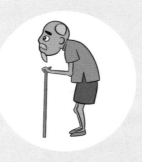

俗话说，"家有一老，如有一宝"，老年人群的健康不仅是每个家庭的追求，更是全社会的追求。我国目前已进入老龄化社会，调查显示，我国老年人肌少症（肌肉衰减综合征）发生率为12%～36%，部分地区80岁以上老年人的肌少症发生率甚至高达50%。那这个发病率如此高的疾病会带来哪些危害呢？

肌少症是一类进行性的广泛性的骨骼肌量、肌力减少以及骨骼肌功能减退导致机体功能和生活质量下降甚至死亡率增加的疾病。通俗来讲，肌少症就是身体肌肉数量和肌肉质量的下降，导致身体机能下降，影响老年人群生活的各个方面。老年人患肌少症会导致胰岛素抵抗、跌倒、骨折等负面事件的发生。

既然肌少症这么可怕，我们应该怎么办呢？大量研究表明，营养和运动是改善肌少症的主要方式，能够通过改善老年肌少症人群肌力、肌肉量和活动能力来提高生活质量，接下来我们就从营养和运动两方面为大家进行详细说明。

从营养方面来说，首先，要注意保证蛋白质的摄入，健康老年人每日蛋白质适宜摄入量为1.0～1.2 g/kg，急慢性病老年患者为1.2～1.5 g/kg，例如一位体重为60 kg的健康老年人，每天应摄入优质蛋白：奶类约1盒牛奶（250 mL）、蛋类约1个鸡蛋（50 g）、瘦肉约100 g。蛋白质摄入量与肌肉的质量和力量呈正比，因此，建议给老年人的三餐都提供充足的、易于消化吸收的蛋白质，如瘦肉、蛋、奶以及豆腐等豆制品。

其次，还应当注意脂肪的摄入。长链多不饱和脂肪酸通过与其他营养物质联合使用可延缓肌少症的发生，富含多不饱和脂肪酸的食物有玉米油、大豆油、亚麻籽油、鱼油等。

再次，适当补充微量营养素。研究表明，补充维生素D 400～800 IU/d可有效改善老年人的四肢肌力、起立步行速度和肌肉力量，减少跌倒。抗氧化营养素如维生素C、维生素E、类胡萝卜素和硒等，与某些氨基酸的合成、骨骼肌质量和强度相关，富含抗氧化营养素的食物有深色蔬菜、水果、坚果、豆类等。

最后，还可以在饮食基础上使用肠内营养制剂或特殊医学用途配方食品进行口服营养补充。国内外许多研究表明，对已存在营养不良或可能发生营养不良或具有营养风险的老年人，每天额外补充2次蛋白质，每次摄入含有15～20 g蛋白质的补充剂（有时伴有其他营养物质），提供每餐额外200 kcal的能量，有助于减少肌肉丢失、缓慢持续增加体重、加快康复，但请注意，这类食品需要在专业营养师的指导下食用。

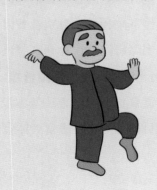

从运动方面来说，推荐进行抗阻运动和综合运动。抗阻运动指的是肌肉在克服外来阻力时进行的主动运动，如使用杠铃进行力

量训练；综合运动是指包含了抗阻运动和有氧运动，甚至含有柔韧性训练的运动形式，如太极拳、八段锦等。运动对增加肌肉力量和改善身体功能有显著的作用，有益于肌少症的预防和治疗，改善身体功能。当抗阻运动结合营养补充剂时，效果更佳。

第四节　吞咽困难、呛咳，介护饮食一招制敌

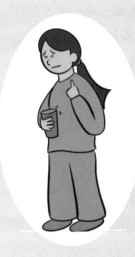

如果老年人出现咀嚼食物比以前更加费力，不自觉流口水、需要多吞咽几次才能将食物咽下去，进食食物时会发生呛咳，需要及时就医。

介护，也就是照看、看护的意思。**介护食品**（Universal design food，UDF），又叫高龄者食品，是调整食物物理性状，并能提供充足营养给有咀嚼功能障碍、吞咽障碍的老年人的一类食品。但由于介护食品产业在我国是一个未被开发的领域，目前在市场上很少有介护食品出售，那应该怎么办呢？

自己做！在做之前，首先我们要知道吞咽障碍调整饮食的分级，它包括了吞障普食、吞障软食、吞障半流质饮食和吞障流质饮食，具体哪种最适合家里老年人则需要前往医院找专业的吞咽评估师进行系统的评估。接下来我们就分别看看以上四种分级的吞咽障碍调整饮食到底应该怎么做。

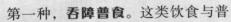

第一种，**吞障普食**。这类饮食与普通食物的制作方法基本没有区别，仅需要将液体食物进行增稠，增稠的目的是防止在进食液体食物的时候发生呛咳，这时候需要利用增稠剂。

第二种，**吞障软食**。这时候需要将谷类食物如大米、红豆等以食物：水=1：3的比例进行蒸制，薯类或蔬菜类如山药、红薯、胡萝卜等均可以切成2 cm左右的大小进行煮制。制备肉类时，需要将肉煮熟后用搅拌器搅拌成泥，加入适量玉米淀粉或增稠剂，可切片、制成肉丸或直接食用。同时，果汁、水等液体食物仍需加入增稠剂进行增稠。

第三种，**吞障半流质饮食**。在吞障软食的制备基础上，需要将各类食物拿搅拌器搅拌成泥，必要时加入增稠剂使之成为泥状。

第四种，**吞障流质饮食**。它是在吞障半流质饮食制备的基础上，也就是将各类食物拿搅拌器搅拌成泥的同时需要额外加水，必要时辅以增稠剂使之成为流质状。

制作时应当注意，首先食物要制作成团、不易分散；其次食物需具备合适的黏着性，否则会增加咽部残留的风险，同时避免固体和液体混合在一起食用；最后，食物质地要顺滑，我们不推荐使用未经增稠食物调节剂加工处理的米糊、芝麻糊等糊状食物。

知道了吞咽障碍调整饮食的制作方法，我们还需要了解吞咽障碍不能吃哪些食物，也就是吞咽障碍的禁忌食物，下表是按照老年人遇到的咀嚼、吞咽问题进行分类总结的禁忌食物状态和禁忌食物举例，大家都学起来吧！见表3-11。

表3-11　吞咽障碍禁忌食物

食物状态	食物举例	咀嚼、吞咽问题
坚硬	烤肉、坚果、豆类	
高纤维	芹菜、竹笋、芦笋	咀嚼、吞咽困难
质地顺滑有弹性	魔芋、墨鱼、鱿鱼	
含水量低、干燥、松散	鱼肉松、面包、饼干、冻豆腐	形成食团困难
有黏性、易粘连	糯米、海带、紫菜	易在黏膜上残留
液体或酸性	果汁、醋、茶水	易呛咳
小颗粒	芝麻、花生	易进入气管

第五节 适合老年人的多种烹饪方式

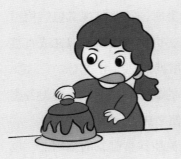

随着年龄的增加，老年人存在牙齿部分或全部脱落的情况，咀嚼功能减弱，影响进食；消化液的分泌减少，消化功能降低。这时候烹饪方式就显得尤为重要了，接下来我们就看看适合老年人的烹饪方式。

第一种，**炖、煮**。炖和煮的基本意思是煨煮食材使其熟透，只不过炖的时间一般较煮的时间长许多，食材也会更加软烂。方法：将焯水处理后的食材放入锅内，加足清水，烧开后改用小火长时间加热，再调味成菜。工序流程：选料→焯烫→入锅加水→大火烧开→小火加热→调味→成菜。炖能够使食材变得软烂，适合咀嚼功能下降的老年人。由于汤味道鲜美，老年人大多喜爱喝汤，但汤里的主要成分是水、嘌呤、脂肪和少量的电解质，而我们身体所需的优质蛋白依然在肉上，所以食用时应当多吃肉菜少喝汤，先吃肉菜再喝汤。

第二种，**蒸**。蒸是指把经过调味后的食材放在餐具中、再放入蒸笼，利用蒸汽使食材变熟。蒸的好处在于食材的水分不像其他加热方式那样大量挥发，鲜味物质和营养成分可以尽量保留在菜中，且不需要翻动即可加热成菜，简单可行，对老年人来说也很方便。

第三种，**焖**。将备好的食材放入锅中进行适当大火烩炒，再加水和调料，盖上锅盖后改用中火进行较长时间的加热，待原料酥软入味后，留少量味汁成菜。焖实际上是结合了炒和煮两种烹饪方式，由于炒后加入煮的工序，一方面可以将食材加工得更加软嫩，另一方面也减少了食用油的使用，符合少油的膳食推荐。

在了解了以上适合老年人的烹饪方式后，我们还有一些其他烹饪方式推荐给大家。如可以将肉类食物加工为肉丝、肉片、肉糜、丸子等食用，这样对老年人更加友好；如果是坚果、杂粮等坚硬食物，则可碾碎成粉末或细小颗粒食用，如芝麻粉、核桃粉、玉米粉等；像质地较硬的水果或蔬菜可粉碎榨汁食用，虽然水果整吃比榨果汁更好，但对于咀嚼功能较弱的老年人可以做适当调整。

第四篇

疾病膳食

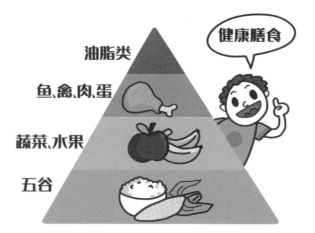

油脂类

鱼、禽、肉、蛋

蔬菜、水果

五谷

健康膳食

第一章

心脑血管疾病

第一节 高血压患者少吃盐就可以降血压了吗?

近年来，中国人群高血压的患病率不断上升，目前约有四分之一的成年人患有高血压。提到高血压饮食，不少高血压患者可能会说："就是少吃盐嘛！"，而且"是药三分毒"的说法也深入某些患者的思想。为了不吃药，他们的态度坚决，借口也贼多。

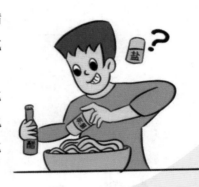

"不就高血压吗，多大的事儿，现在得高血压的人这么多，少吃点盐就好啦"，这倒也没有说错，高血压患者是应该低盐饮食，但也不仅仅只是少吃盐这么简单。

生活方式干预在任何时候对任何高血压患者（包括相对偏高者和需要药物治疗的高血压患者）都是合理、有效的治疗，主要措施包括以下几点：

> （1）减少钠盐摄入，不仅仅只是做菜时少放一点盐，像酱油、豆瓣酱等调味品，榨菜、香肠、腊肉等加工食品，钠盐含量同样很高，应减少这些隐形钠盐的摄入。当然，一些高血压患者减少钠盐摄入实在困难，低钠盐也是非常不错的选择，每人每天钠盐摄入量应逐步降至 5 g 以下；此外，增加富含钾的新鲜蔬果的摄入，同样有利于控制血压。
>
> （2）平衡膳食，食物多样，合理搭配。

（3）积极控制体重，使BMI < 24 kg/m²；男性腰围应< 90 cm、女性腰围应< 85 cm。

（4）不吸烟，彻底戒烟，生活中尽量避免被动吸入二手烟、三手烟。

（5）尽量少饮酒，最好戒酒。

（6）增加中等强度运动，如游泳、慢跑等；每周4 ~ 7次，每次持续30 ~ 60分钟。

总的来说，控制血压是一场持久战，规律用药，长期坚持良好的生活方式及饮食习惯非常重要！

第二节　高脂血症就是油吃多了？

每年体检旺季，我们的营养门诊也会迎来一波**血脂异常**患者的看诊旺季，看着报告单上醒目的"↑"，不由得让人发愁。高血脂是一个较为口头的概念，现代医学中规范的说法是**高脂血症**。那患有**高脂血症**应该怎么办呢？

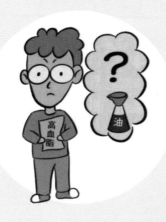

先看看血脂高到底是哪些指标增高。血脂是血浆中的中性脂肪和类脂的总称。临床上血脂检测的基本项目为胆固醇（TC）、甘油三酯（TG）、低密度脂蛋白（LDL）和高密度脂蛋白（HDL），血脂水平主要和种族、年龄、性别、饮食习惯和遗传因素等相关。

TC、TG、LDL、HDL可不都是坏家伙，给它们分个阵营——"**一好三坏**"：好血脂阵营——HDL；坏血脂阵营——TC、TG、LDL。总的来说，在正常情况下，"好血脂"高点好，"坏血脂"低点好。

大多数高脂血症患者初期可能没什么症状，但如果疏于防范，让坏血脂长时间维持高水平的话，血液将会逐渐变得黏稠，血管壁表面也会慢慢形成厚厚的一层奶油样的斑块，从而导致血流受阻（甚至堵塞），进而导致身体的脏器缺血。这个过程就是我们常说的动脉粥样硬化，例如大家经常听到的冠心病，就是因为心脏的冠状动脉壁上这类**斑块**积聚，导致动脉的血管不断变窄，血液难以通过，进而心肌缺血、缺氧，引发胸痛、胸闷等不适。

听上去是不是挺吓人，发现血脂异常可一定要重视起来。

首次发现血脂异常，需要通过临床医生确定是否需要药物治疗，但不论是否需要药物治疗，饮食调整和生活方式改善都是必要的。

如何调整呢?

（1）主食：以谷薯类和全谷物为主，尽量少吃蔗糖、含糖点心及蜂蜜等单糖食品。

（2）蔬果：每天保证 500 g 左右的蔬菜摄入，蔬菜种类越多越好，颜色越丰富越好；每天摄入大约 1 个拳头大小的水果，种类也是越丰富越好。

（3）限制油脂摄入：每日烹调油应少于 30 g（使用带有刻度的油壶更容易控制油量），以植物油为主，尽量少吃动物油。

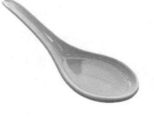

（4）限制 TC 摄入：动物内脏和蛋黄的 TC 含量相对较高，要尽量少吃。1 个鸡蛋黄的 TC 含量大约就有 300 mg 了，100 g 脑花的 TC 含量更是高达 2 000 mg。若在体检结果中，只有 TG 或 TC 两者中的一项增高，建议每日 TC 的量小于 300 mg；若在一开始或者在饮食调整期间复查，两项都有增高，则建议每日摄入 TC 的量小于 200 mg。

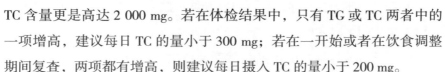

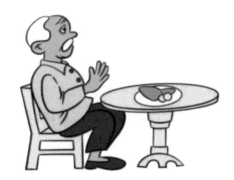

（5）生活方式的转变：肥胖、超重人群适当减重；戒烟限酒；适度锻炼（对于已经确诊冠心病的患者应在医生的建议下评估运动的强度）等。

第三节　预防脑卒中，从吃做起

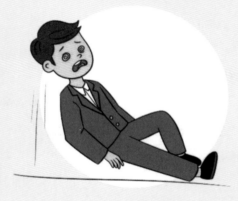

脑卒中分为缺血性脑卒中和出血性脑卒中，为脑血循环障碍导致的突发局限性或弥散性脑功能损伤的疾病的总称，24 小时之后往往留有后遗症（包括单侧或双侧肢体无力、言语不清及感觉障碍等），又称脑血管意外、中风。

在世界范围内脑卒中是致残率、致死率较高的疾病之一，脑卒中作为一种严重的高致残、高复发、高死亡的疾病，严重威胁着全人类健康。目前，在全球，脑卒中已成为人类的第二大死亡原因和主要致残原因，严重威胁着人类的健康。

在我国，随着人口老龄化的日益加剧，脑卒中已经跃居为居民死亡和成人致残的主要病因之一，其中缺血性脑卒中的比例约占全部脑卒中的 80%，而缺血性脑卒中年复发率高达 17.7%。脑卒中的发生给患者、家庭、社会带来巨大的躯体、精神和经济负担。我们要认识到合理饮食与科学生活方式的重要性，从而预防脑卒中的发生。

合理饮食的总原则为：选择多种食物，达到营养合理，以保证充足的营养和适宜的体重（18.5 kg/m² ≤ BMI < 24.0 kg/m²）。

根据我国提出 BMI 的评判标准，BMI < 18.5 kg/m² 为体重过低、18.5 kg/m² ≤ BMI < 24.0 kg/m² 为体重正常、24.0 kg/m² ≤ BMI < 28.0 kg/m² 为超重，BMI ≥ 28.0 kg/m² 为肥胖，肥胖和超重者应减轻体重，以降低脑卒中风险。成年人（部分高龄和身体因病不适运动者除外）每周至少有 5 天，每天 30 ～ 45 分钟的体力活动，如快走、慢跑、骑自行车或其他有氧代谢运动等。

脑卒中患者每日推荐摄入谷薯类、蔬菜类、水果类、蛋白质类、油脂类共五大类食品。做到主食粗细搭配，烹调方式上多用蒸、煮、炖、拌、氽、水溜、煨、烩等，减少咀嚼，易于消化和吸收。

具体到每日的饮食安排上，我们可以参考以下的细则：

1. 谷类和薯类

保证谷类和薯类食物的摄入量在 200 ～ 300 g。优选低糖、高膳食纤维的种类，如莜麦、荞麦、玉米面、小米、燕麦、麦麸、糙米等。

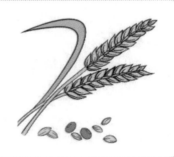

2. 动物性食品

（1）禽、畜肉类：建议每日禽肉类食物的摄入量在 50 ～ 75 g。优选低脂肪、高优质蛋白的种类，如鸽肉、火鸡腿、鸡胸肉、牛里脊、猪里脊等。

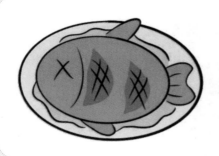

（2）鱼虾类：建议每日鱼虾类食物的摄入量在 75 ～ 100 g。优选低脂肪、高优质蛋白的种类，且含丰富多不饱和脂肪酸的食物，如海参、鲢鱼、青鱼、鲤鱼、带鱼、鳗鱼、鳕鱼等。

（3）蛋类：建议每日蛋类的摄入量在 25 ～ 50 g。对伴有高血压、血脂异常、糖尿病的脑卒中患者，应少吃蛋黄，可 2 ～ 3 天吃一个。

（4）奶类及奶制品：建议每天饮 300 mL 奶或相当量的奶制品。优选低脂肪、脱脂奶及其制品。

3. 豆类及其制品

建议每天摄入 30 ～ 50 g 大豆或相当量的豆制品。优选绿豆、黑豆、红豆、黄豆、豆浆、豆腐、豆汁等。

4. 蔬菜

每日蔬菜摄入量为 500 g 以上，以新鲜绿叶蔬菜类为主，如菠菜、油菜、空心菜、生菜、莴笋叶等。

5. 水果

每日新鲜水果摄入量为 150 g 左右。可优选西瓜、橙子、柚子、柠檬、桃子、杏、猕猴桃、枇杷、菠萝、草莓、樱桃、火龙果等。

6. 坚果

坚果含丰富的蛋白质、脂肪、维生素、矿物质，建议每周可摄入 50 g 左右。优选开心果、大杏仁、核桃等。

7. 油脂

以植物油为主，不宜吃含油脂过高及油炸类食物，如肥肉、动物油、油炸小吃等。

8. 调味品

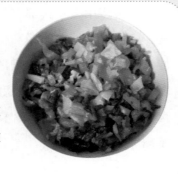

不宜吃含盐高的菜品或腌制品，如咸肉、咸菜、熏酱食物等。食盐应不超过每日 5 g，脑卒中患者如果合并高血压，每日应不超过 3 g。不宜吃辛辣调味品及咖啡、浓茶等刺激食物。

9. 酒

应限制饮酒，如非饮不可，女性一天饮用酒的酒精量不超过 15 g，男性一天饮用酒的酒精量不超过 25 g。15 g 酒精相当于 450 mL 啤酒、150 mL 葡萄酒或 50 mL 低度白酒。

10. 不额外摄入添加糖食品

如喜好甜食，可选用代糖如阿斯巴甜、食用糖精等作为甜味剂制作的食物。

第四节　关爱心脏健康怎样吃？

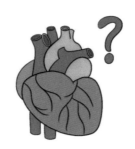

　　"养生先养心"，心脏是五脏之首。虽然只有拳头一般大小，但却是人体血液的输送地。很多中老年人都有不同程度的心脏疾病，随着人们饮食结构和生活方式的改变，能量摄入越来越多，能量消耗越来越少，很多年轻人也正面临心血管疾病的困扰。因此，选择对心脏健康有益的饮食对于**预防心血管疾病**十分重要。

具体应该怎么做呢？

　　（1）控制能量摄入和消耗，维持健康体重。减少高油、高脂食物的摄入，成年后，每十年可减少 70 ～ 100 kcal（约 100 g 米）的摄入。适当增加身体活动，吃动平衡，建议每周进行至少 150 分钟的体育活动。

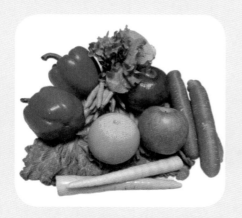

　　（2）多吃种类丰富的蔬菜和水果。富含蔬菜和水果的膳食模式可以降低心血管疾病的发生风险。所有形式的水果和蔬菜（新鲜的、冷冻的、罐装的和干的）都是对心脏有益的饮食，深颜色的蔬菜和水果（如绿叶蔬菜、桃子等）比浅色的蔬菜、水果营养价值更高。

　　（3）选择全谷物。全谷物含有完整的淀粉胚乳、胚芽和麸皮，含有丰富的膳食纤维，不仅有利于降低心血管病风险，还可以改善便秘，刺激肠道益生菌的生长。常见的全谷物包括：糙米、荞麦、藜麦、高粱等。

（4）选择健康的蛋白质来源。大部分蛋白质可来源于植物性食物，如大豆类食物（豆腐、豆花、扁豆、豌豆）和坚果；每周可进食2 ～ 3次鱼类或海鲜；用低脂或脱脂奶替代全脂奶；吃肉时尽量选择瘦肉和没有加工的肉类，不吃肥肉、肉皮和肉汤。

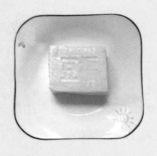

（5）炒菜时选择植物油。植物油包括大豆油、玉米油、葵花子油、亚麻籽油、橄榄油等，动物油（黄油、猪油）和热带油（椰子油、棕榈油）要尽量少吃。

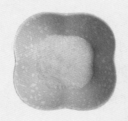

（6）减少加工食物、添加糖和含糖饮料的摄入。

（7）减少食盐摄入。食盐中含有氯化钠，钠与心血管疾病发生风险有关。建议每日食盐摄入量低于5 g，家庭中可以常备盐勺方便控制使用量，或者到大超市购买低钠盐代替加碘盐。

（8）限制酒精摄入量。对于从未饮酒的人，继续保持；对于有饮酒习惯的人，需要控制每日酒精摄入量，成年人每日酒精摄入量不超过15 g。含有15 g酒精的不同酒量见表4-1。

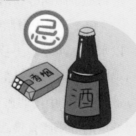

表4-1　含有15 g酒精的不同酒量

类型	含15 g酒精的量 / mL
啤酒（4%计）	450
葡萄酒（12%计）	150
白酒（38%计）	50
高度白酒（52%计）	30

注：来源《中国居民膳食指南(2022)》

第五节　得了高血压怎么吃？

高血压是我国最常见的心血管疾病，会增加冠心病和脑卒中的发病和死亡风险，被称为"沉默的杀手"。对于高血压患者的饮食，医生通常会建议四个字——少盐少油，那究竟少到哪种程度呢？高血压患者的饮食还需要注意些什么呢？

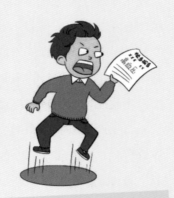

不慌，目前提倡的膳食模式有这些：

（1）DASH膳食：这种膳食模式是一种预防及控制高血压的饮食模式，提倡摄入充足的新鲜蔬菜、水果和低脂奶制品，同时尽量减少红肉（猪肉、牛肉、羊肉）和加工肉制品（如腊肉、香肠等）、添加糖、动物油、胆固醇和钠盐的摄入。

（2）地中海膳食：这种膳食模式以植物性食物为基础，其实就是以水果、蔬菜、土豆、面包、谷类、坚果、橄榄油为主，吃适量鱼肉、鸡肉、鸭肉和少量蛋。

（3）中国心脏健康膳食：这是我国自主研发的符合中国饮食文化特点的健康膳食模式。这种膳食主要提倡低钠饮食，同时减少了脂肪，增加了蛋白质、碳水化合物、钾和膳食纤维。

说了这么多，还是不晓得该吃好多……

划重点：两会两多两少

1. 两会

先学会选**盐**。**少盐**其实主要是要限制钠的摄入，因此建议选择低钠盐作为烹调用盐，如果使用加碘盐，建议每天不超过 5 g（可以使用盐勺来确定量哟）。

同时，要减少味精、酱油、豆瓣酱等调味品以及咸菜、火腿、香肠这类钠含量高的加工食品，不同品牌盐的钠含量见表4-2。

表4-2　不同品牌盐的钠含量

品牌	钠含量 / mg
每 100 g 加碘盐（川晶）	38 983
每 100 g 低钠盐（中盐）	29 488

选择低脂或脱脂奶制品：建议每日 300 g，相当于一盒牛奶和一小盒酸奶。除了直接喝，还可以用牛奶发面做成馒头或加水果做成奶昔哟。

2. 两多

增加富含钾的蔬菜和水果的摄入：高钾蔬菜（冬菇、竹笋、紫菜、红苋菜、洋葱等），高钾水果（桂圆、香蕉、鲜枣等）。建议每日水果摄入 200 ~ 350 g，蔬菜 300 ~ 500 g（深颜色蔬菜要占一半以上：如深绿色的西蓝花、青椒等，深红色的西红柿、红椒、红苋菜等，深黄色的胡萝卜、黄椒等）。

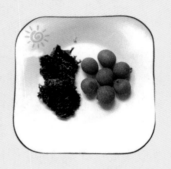

主食增加全谷物和杂豆，全谷物包括糙米、荞麦、藜麦等（不是玉米糁哟），杂豆包括绿豆、红豆、白扁豆等。全谷物和杂豆推荐每日摄入 50 ~ 150 g。

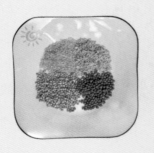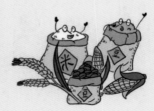

3. 两少

限制脂肪的摄入：日常炒菜可以选择植物油，吃肉时尽量只吃瘦肉（不吃肥肉、肉皮和肉汤）。同时禽肉（鸡肉、鸭肉、鹅肉）和鱼虾类的脂肪含量相比猪肉、牛肉、羊肉低。因此，吃肉时建议适当增加禽肉和鱼虾类的摄入。

限制含糖饮料和高糖食品的摄入：如饼干、糕点、奶茶、糖果等，这些都要控制量！

第六节　洋葱、木耳、食醋可以疏通血管？

疏通血管是个啥？好好的血管为什么需要疏通呢？网上的海带、洋葱、苹果、食醋真能疏通血管？来，我们一起一探究竟吧！

首先来了解一下血管的结构，正常动脉由三层构成：内膜、中膜和外膜。

内膜菲薄、光滑，能减少血流阻力；中膜较厚，主要含弹力纤维和平滑肌，血管的弹性主要靠它；外膜主要由纤维结缔组织构成，可防止血管过度扩张。

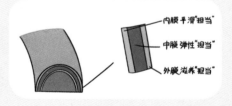

在多种危险因素的作用下，血管结构会发生变化，最常见的为动脉粥样硬化，特点为动脉管壁增厚变硬、弹性降低，且动脉内膜有黄色粥样的斑块积聚，血管开始变得坑坑洼洼、不再平滑，管腔缩小，影响血流的通行。

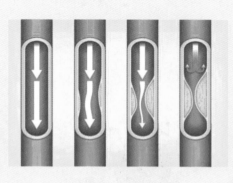

严重血管狭窄或血管闭塞时，器官和组织的血液供应会发生障碍，产生缺血、坏死等，如冠状动脉粥样硬化可引起心绞痛、心肌梗死，脑动脉粥样硬化引起脑梗死等。

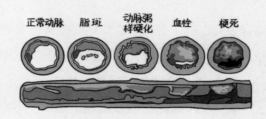

正常动脉　脂斑　动脉粥样硬化　血栓　梗死

导致动脉粥样硬化的病因有高血压、吸烟、糖尿病和糖耐量异常等，还有一个最重要的危险因素就是血脂异常，指总胆固醇、甘油三酯、低密度脂蛋白增高，高密度脂蛋白降低的各种脂代谢异常。

动脉粥样硬化这么凶险，我们应该积极预防动脉粥样硬化的发生，如果已经发生，应积极治疗，防止疾病的进展并争取逆转。

俗话说"蛇打七寸"，既然**血脂异常**对动脉粥样硬化最危险，那么怎么防治血脂异常呢？其实，合理的膳食非常重要。

首先应避免经常食用过多的动物性脂肪和含高胆固醇的食物，如肥肉、动物内脏、猪油、蛋黄、蟹黄、鱼子、椰子油、可可油、奶油及其制品等。应食用低胆固醇、低动物性脂肪食物，如鱼肉、鸡肉、各种瘦肉、蛋白、豆制品等，食用油以植物油为主。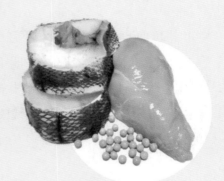

此外，应当多吃富含维生素和膳食纤维的食物，如全谷物、蔬菜类、水果类食物，因为维生素C能降低甘油三酯，膳食纤维可促进胆固醇排出。

需要提醒的是，膳食纤维并不是越多越好，过量摄入可出现腹胀、消化不良，也可能影响钙、铁、锌等元素的吸收，还可能降低蛋白质的消化吸收率。每日膳食纤维摄入量以 25 ~ 30 g 为宜。

《中国居民膳食指南（2022）》建议平时多吃蔬果、奶类、全谷物和大豆，适当吃鱼、禽、蛋、瘦肉，少盐少油，控糖限酒，每日蔬菜类300～500 g，水果类200～350 g，食用油25～30 g，应食物多样化，每日膳食应含12种以上，每周膳食应含25种以上，且合理搭配。

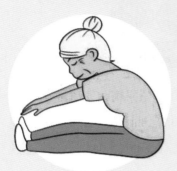

防治动脉粥样硬化，除了合理膳食，还要保持适当的体力劳动和体育活动，生活要有规律，保持乐观、愉快的情绪，避免过度劳累和情绪激动，劳逸结合，保证充足的睡眠，不吸烟、不饮酒，积极治疗高血压、糖尿病、肥胖症等。

对于动脉粥样硬化的患者，还需要在专科医生的指导下使用药物治疗，如对于血脂异常的患者，在饮食调节和合理运动3个月后，若血脂仍未达到目标水平者，应给予调脂药物治疗。

对于严重的血管狭窄或闭塞的患者，可能还需要外科手术治疗以恢复动脉的供血，如血管成形术、支架植入术等。

回归正题，我们再来说下洋葱、木耳和食醋吧！

洋葱和木耳富含维生素和膳食纤维，对降低血液 TG 和 TC 有益，食醋作为调味剂，有助于减少食盐的摄入量，对控制高血压有帮助，但单纯依靠摄入洋葱、木耳、食醋想达到防治动脉粥样硬化，甚至疏通血管的目的是不现实的，还需要多方面的因素综合起来才能保障我们的健康。

第二章

胃肠道疾病

第一节　消化不好、没有食欲，
　　　　　打营养针可以替代吃饭吗？

你肯定曾在电视里看过这样的科幻片，人们不吃不喝，打一针或吃颗药就可以补充营养维持生命。现实生活中消化功能不好的人，常常没有食欲，进食后容易腹胀等，提到吃饭只想逃避，是不是真的可以靠打营养针代替吃饭呢？还别说，这还真行！不吃饭仅输注营养液是可以维持生命活动的！

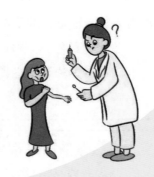

早在 20 世纪 90 年代，只通过静脉输注营养液（肠外营养）就已经能够维持人体生命了。

什么是肠外营养？

肠外营养是指通过肠道以外的通路，即静脉途径输注能量和各种营养素，以达到纠正或预防营养不良、维持营养平衡目的的营养补充方式，对胃肠道的消化吸收功能没有要求。可以在经肠道进食不足的情况下作为补充，也可以完全使用肠外营养提供能量。

对于胃肠道功能障碍或衰竭、患有严重消化道疾病以及一些腹部大手术后、大面积创伤等的患者，较长一段时间（一般 7 天以上）经胃肠道补充营养物质无法满足机体需要量的 60% 以上，此时肠外营养就是一个非常好的选择。

我国首例依靠人工全肠外营养维持生命的"无肠女"周女士，在1986年因肠体在腹中扭转未及时解除导致全部小肠和部分结肠坏死，不得已只能全部切除。没有小肠意味着经肠道的营养物质几乎都不能被人体吸收，本以为已生存无望，是肠外营养将她从死亡的边缘拉了回来，使她不仅延续了30年的生命，还孕育了一个新的生命。

　　虽然肠外营养在胃肠道功能障碍或病情危重等情况下能够及时为机体提供能量及各类营养素，为机体康复提供有利条件，似乎省力又省心。但长期肠外营养，胃肠道闲置时间过长可能会导致胃肠道功能衰退，需经营养师和医生慎重考虑和评估后才能启用肠外营养。

　　说完了肠外营养适用情况，可对于那些胃肠道有功能，但进食量实在有限或者无法经口进食的患者是否有更好的选择呢？这就不得不提到肠内营养了。

什么是肠内营养？

　　肠内营养是指具有胃肠道消化吸收功能的患者，因机体病理、生理改变或一些治疗的特殊要求，需利用口服或管饲等方式给予肠内营养制剂，经胃肠道途径为患者提供能量和营养素，以满足患者代谢需要。简单来说，就是在胃肠道能够消化吸收的情况下经胃肠道给予营养支持的一种方法，可以经口给予，也可以采用鼻胃管（经鼻插管到胃中）、鼻肠管（经鼻插管到十二指肠或空肠）或胃造瘘（经皮肤穿刺插管到胃中）、空肠造瘘（经皮肤穿刺插管到空肠中）等方式给予。患者可以在正常进食普通食物后使用肠内营养制剂作为补充，也可以完全依靠其提供营养。无法经口进食、摄入不足、因外伤、疾病等机体消耗增加需要大量营养素时，只要胃肠道有功能且耐受，都可以使用肠内营养。因此，对于消化功能不好、进食不佳者，可以前往医院营养科门诊寻求肠内营养支持，口服加餐的形式既简单方便又能提高能量摄入。

第二节　食管癌患者如何好好吃饭？

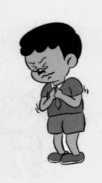

有的人习惯吃滚烫的食物，觉得这样进食食物更美味；有的人喜欢吸烟、喝酒、吃烟熏食品……殊不知这些都是患食管癌的高危因素。

食管癌是我国常见的恶性肿瘤之一，虽然近年来其发病率和死亡率呈下降趋势，但其带来的疾病负担仍不容忽视。目前外科手术治疗仍是食管癌主要根治性手段之一，术后如何进食才能保证充足的营养呢？

食管癌患者手术过后，由于消化道重建，胃容积缩小，还可能出现吞咽困难等，使原有的饮食模式改变；部分患者可能还存在反流、腹胀、消化不良、食欲下降等症状。此时患者进食量下降，能量摄入不足，一般需要进行肠内营养支持，口服或管饲，少部分胃肠道耐受差或者发生并发症需要禁食的患者，可能还需要肠外营养支持。

不过，这些都是在住院期间的营养补充方式，有医生和营养师来把关。但出院后，就需要患者和家属在饮食上更加注意了。

（1）出院回家后，继续无渣或少渣、半流质、易消化饮食，如藕粉、蒸蛋、小米粥等，为保证优质蛋白摄入，可多进食豆花、豆腐、鸡蛋等；术后1个月左右可逐渐过渡到软食，如烩饭、烩面、包子等。

（2）少量多餐，根据自身情况，每天可进食5~8顿，进食时细嚼慢咽，不要边谈话边进食，避免进食干硬、粗糙、带刺、坚硬等不易消化的食物。

（3）变换口味，增加饮食制作花样（变换烹调方法，如凉拌、清蒸、炖、炒；尝试选用温和调料，如酱油、醋；选用味道较浓的食物如洋葱、香菇等），促进食欲。

（4）避免吃腌制、油炸、熏烤、辛辣刺激性食物，戒烟酒。

此外，还要适度锻炼，定期监测体重，若体重无法维持要尽早寻求营养师的帮助哦。

第三节　慢性胃炎患者多喝粥可以养胃？

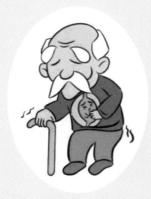

胃是我们消化系统的重要组成部分，在消化过程中起着不可替代的作用。可以说，健康胃，吃嘛嘛香，身体倍儿棒；慢性胃炎，愁眉苦脸，吃啥都小心。

慢性胃炎没有特异的表现，主要体现为腹部疼痛和消化不良两种。慢性胃炎患者腹部疼痛往往没有规律，可表现为中上腹不适、钝痛、灼烧痛等，伴随消化不良、进食量减少、早饱、反酸、打嗝等，甚至恶心、呕吐。其发病率随着年龄增长而增加，大多数成人胃黏膜均有轻度非萎缩性胃炎（浅表性胃炎）。

日常饮食健康对于慢性胃炎患者来说至关重要。吃的东西有刺激性，不好消化，如生冷辛辣、腌制或者粗糙的食物等，会对胃黏膜产生不同程度的刺激，损伤胃黏膜。饮食不规律，饿一顿、饱一顿，久饿或者过饱也会对胃造成伤害。此外，还有些药物对胃黏膜有化学性刺激，餐前吃可能引起胃黏膜炎症、糜烂，甚至溃疡。

如何正确饮食呢？慢性胃炎患者可在平衡膳食的基础上注意规律三餐，尽量选择新鲜食物，戒烟限酒。应注意如下5点：

（1）慢性胃炎发作期：有明显腹痛或呕吐的，可以暂时禁食，也可先选择食用米汤、藕粉、果汁等流食。待症状缓解后，以半流质饮食为主，如小米粥、瘦肉粥、米糊、软面条、豆花等。

（2）缓解期：低盐、低脂、低纤维饮食，少食多餐，逐渐由半流质食物过渡至软食，如肉末蔬菜粥、馒头、馄饨、清蒸鱼肉、豆腐等。蔬菜优选较为细软的瓜茄类。

（3）胃酸分泌异常：胃酸分泌过多时，不要喝浓肉汤及含大量蛋白质的食物，如鸡蛋、牛奶等，这些食物可能刺激胃酸进一步分泌；胃酸分泌较少时，可以吃适量糖醋味食物，刺激胃酸分泌，促进消化。

（4）慢性胃炎合并贫血者：可在饮食中增加富含铁的食物，如动物血、肝脏、蛋黄、红肉等。

（5）选择合适的食物：少吃或不吃糙米、杂豆等粗杂粮及奶油、油炸食物、年糕、汤圆等不易消化的食物；避免吃生冷辛辣的食物、酒精及刺激性调味品。

小误区：可以长期吃稀饭养胃吗？

答案是长期吃稀饭不行，容易发生营养不良，且不利于胃肠功能的恢复。

煮稀饭米和水的比例大概是1:8，煮干饭米和水的比例为1:（1.3～1.5）。参考《中国居民平衡膳食宝塔（2022）》中谷物推荐每日摄入200～300 g，如果想通过稀饭吃够量，会喝下1 600～2 400 mL的水，这么多水，会导致吃的"干货"不够，天天喝个"水饱"，营养低，长期下去会营养不良。再者，慢性胃炎伴随胃动力不足的患者，天天吃稀饭会加重胃蠕动的负担；伴胃酸分泌不足的患者，在喝下稀饭后胃酸会被稀释，消化不良的症状会进一步加重。

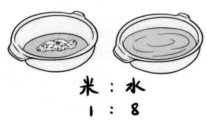

米：水
1 ： 8

第四节　胃癌手术后患者如何居家饮食"养好胃"？

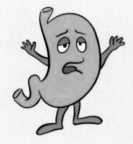

胃癌是全球常见的恶性肿瘤之一，同时也是中国第二大常见癌症。手术是胃癌主要的治疗手段。术后居家饮食应如何恢复？以下原则，速速收藏：

（1）少食多餐，可进餐 6～7 次／天，当有饱感或是腹胀感时，自行停止进食，使胃内不空不充。

（2）规律饮食，控制饮食速度，细嚼慢咽。

（3）正确选择食物种类：选择高能量、营养丰富、易消化、产气少的饮食。视病情缓解情况，饮食过渡依次为：流质食物→半流质食物→细软食物（流质食物如米汤、牛奶、豆浆等；半流质食物如大米粥、蒸蛋、面片糊等；细软食物如烩饭、豆花、烩面等）。出院后可选择软食，术后 3～6 个月可根据身体情况逐步恢复到普通饮食。在优先保证能量摄入的条件下，过渡到普通饮食的患者可适当多食用新鲜蔬果，并适量补充矿物质及维生素。

（4）干稀分食，先进食较干的食物，在进餐 30 分钟以后再喝水，可延长食物在胃内停留的时间，以避免食物快速进入小肠，有利于对食物的进一步消化。

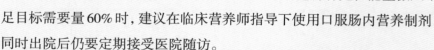

（5）改善食物烹调方式：按照平时喜好的口味烹调食物，变换食物花样，促进食欲。

（6）能量摄入不足需要在营养师的指导下进行补充，能量摄入不足目标需要量60%时，建议在临床营养师指导下使用口服肠内营养制剂，同时出院后仍要定期接受医院随访。

第五节 吃太辣容易得肠癌?

在无辣不欢的川渝地区,不少人既贪念辣椒的美味,又时常担心吃太辣容易发生肠道疾病。爱吃辣的朋友,或许被身边朋友劝告过,"吃这么辣,小心得肠癌"!

事实究竟如何?

江湖传言不可信,辣椒自古多冤屈。其实,**吃辣**和**肠癌**之间并没有什么关系!

先说说肠癌是什么。肠癌一般是指发生在肠道的恶性肿瘤疾病,直肠癌与结肠癌最常见,死亡率高。

目前研究已经确定与肠癌发生有关的因素主要有:家族史、炎症性肠病、红肉和加工肉类摄入过多、糖尿病、肥胖、吸烟和大量饮酒,确实大部分都与我们的饮食习惯和生活方式相关,但没有提到辣椒这个因素。况且爱吃辣的川渝人肠癌的发病率也并没有较全国平均水平更高。所以说,辣椒并不是什么"洪水猛兽",关键在于我们怎么吃。

对于无辣不欢的小伙伴来说,大概最想知道怎么吃辣不伤肠胃了,那只有一个重要原则:**切勿过量食用!切勿过量食用!切勿过量食用!**

排除了辣椒的嫌疑,我们再来说说预防肠癌应该怎么做呢?

(1)调整生活方式,肥胖、吸烟、大量饮酒都是结、直肠癌的高危因素,研究证实,保持良好的生活方式可以降低结、直肠癌的发病风险。

(2)增加膳食纤维、全谷物和乳制品的摄入,减少红肉及加工肉类摄入。

(3)合理的体育锻炼,与不进行高强度体力活动人群相比,每周进行30分钟以上高强度体力活动可降低15%结、直肠癌发病风险。运动不要三天打鱼,两天晒网,贵在坚持!

第六节　肠癌术后怎么吃？

近年来，肠癌发病率呈上升趋势，越来越多人因饮食习惯问题查出肠癌，让人忧心。上文已经介绍过了，肠癌一般为直肠癌和结肠癌。其治疗方式主要还是外科手术治疗。肠子被切了一截，难免让人担心是否还能正常饮食，是否要一直吃流食？

的确，肠癌患者要想尽快康复，饮食要讲究！快来学习以下饮食要点吧。

（1）肠癌患者术后，肠蠕动恢复，肛门排气或人工造口处有气泡溢出后，就可以进食流质食物了。首先应选择清流质食物，如清米汤、糖水等，其后是稀藕粉、滤过的果汁、蛋花汤等。随病情缓解，所选食物应缓慢过渡，逐渐由流质食物过渡至半流质食物，如白米粥、蒸蛋、米糊、面片糊等，再到细软食物。

（2）在食物的选择上应多选用少渣食物，少食多餐，不可暴饮暴食，术后初期可每隔2～3小时进食一次，每日6～7餐，随着病情恢复逐步减少餐次，增加每顿摄入量。同时烹调方式以清淡为主，避免刺激性食物。关注排便情况，保持大便通畅。

（3）许多朋友喜欢吃五谷杂粮饭，认为这既营养又丰富了食物种类。但由于粗粮含有丰富的膳食纤维，肠癌术后的朋友并不适合。应选择以精细米面为主食，如白米饭、面包、软面条等。

（4）肉类尽可能多地选择瘦肉，不吃肥肉及荤油等。鱼、禽、畜类的瘦肉都可以提供丰富的蛋白质。

（5）蔬菜选择膳食纤维含量较少的瓜茄类，如茄子、番茄等，避免选择膳食纤维含量太多的，如芹菜、竹笋、韭菜、金针菇等。

（6）如果饮食恢复不错，正常进食能够维持体重在适宜范围内且没有下降，则不需要再额外添加补充剂或保健品。若术后进食长时间无法恢复，体重下降明显，则需要咨询专业的营养师来进行营养支持治疗！

第七节　炎症性肠病饮食如何调整？

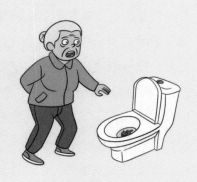

炎症性肠病，或许对于很多老百姓来说比较陌生，这种疾病并不是那么常见，但说起**克罗恩病**，应该不少人还是有所耳闻。其实，克罗恩病就是炎症性肠病的一种，除了克罗恩病，还有溃疡性结肠炎。炎症性肠病以往多见于西方发达国家，在中国比较少见，但近年来在中国的发病率呈显著上升趋势。

炎症性肠病是一种病因未明的肠道炎症性疾病，和普通的肠炎不同，它是一种慢性疾病，通常反复发作，迁延不愈，可有腹痛、腹泻、体重减轻、便血等表现，目前仍无法完全治愈。

得了炎症性肠病应该怎么办呢？

炎症性肠病目前无法治愈，只能缓解病情，治疗的原则是控制急性发作，缓解病情，减少复发，防治并发症。治疗炎症性肠病的药物主要有氨基水杨酸制剂、糖皮质激素、免疫抑制剂、生物制剂等。

此外，由于进食后会产生剧烈的腹痛、腹泻和大便带血，许多患者惧怕吃东西；肠道的病变也使得营养物质的吸收出现障碍，而能量消耗大大增加，所以，炎症性肠病患者往往营养不良，身体非常消瘦。因此，炎症性肠病患者的饮食和营养支持治疗也是非常重要的。

炎症性肠病患者的饮食应该如何调整？

急性期的患者，腹痛、腹泻、便血和发热等表现比较严重，根据病情的严重程度可能需要采取静脉输注营养液，放置营养管或者口服肠内营养制剂的方式。对于能够口服的患者，尽量鼓励口服，而无法口服的患者，可以通过安置胃管或空肠管进行。

对于缓解期或轻症患者，采取健康饮食可以保证营养，促进肠道病变的修复，避免饮食不当，诱发疾病。

日常饮食应清淡，食物应细软易消化，不吃生冷食物，食物烹饪加工时必须做到煮熟、煮透，烹调方式要简单化，少用或不用有刺激性的色素、香料和调味品如辣椒、花椒等。少食多餐，每3～4小时进食一次，可以每天安排4～5餐，每次的量可以比平时的一日三餐少一点，用餐的时间适当延长，细嚼慢咽。

炎症性肠病患者可以适当地摄入米、面、蔬菜、水果（去皮去籽）、肉类、蛋类等食物，而溃疡性结肠炎患者还应减少红肉包括猪肉、牛肉、羊肉和加工肉，如腊肉、香肠、卤肉、肉干等的摄入。奶类存在引起部分患者腹泻的情况，海鲜有致过敏风险，因此对于奶类和海鲜应谨慎食用。适当减少摄入高膳食纤维食物，如麦麸、玉米、豆类、坚果以及笋类、辣椒等，减少易产气类食物的摄入，如豆制品、坚果、洋葱等。

炎症性肠病患者应当尽量避免以下食物：高糖食物如甜食，高脂的油腻煎炸食物，含麦芽糊精，甜味剂及添加剂的食物，辛辣刺激食物，酒精饮料，粗糙坚硬的食物，腌制酱卤食物，不新鲜的食物以及生冷食物。

炎症性肠病患者的饮食和营养管理应该注意哪些？

炎症性肠病患者不同于其他疾病，需要更加关注自身的饮食与病情。做好**饮食日记**和病情日志，记录自己的饮食包括具体的食物和进食时间，与病情相关的症状如腹痛、腹泻、腹胀等及出现的时间，大便的情况包括次数、性状和量，以及自身的体重变化。患者应该与医生和营养师保持密切联系，准确而及时地向医生反映病情和饮食管理的情况，寻求饮食建议、营养管理以及药物治疗的专业指导。

第八节 肠易激综合征怎么吃出好肠胃？

我们在某常用大型搜索引擎里输入肠易激综合征（IBS），大家比较关心的问题包括以下几个：它有什么症状及表现？什么药能治好？怎么才能治愈？是什么原因造成的？会自愈吗？会癌变吗？什么食物最好？总结一下就是：我为什么得？得了会有什么表现？吃什么可以好？

以上问题并不是孤立存在的，了解了发病的原因，自然就可以知道会有怎么样的症状，可以通过哪些方式去缓解，甚至是治愈。

1. 为什么会得？

肠易激综合征是个说不清道不明的病，检查不出原因，心情不好了可能要遭，吃得不对了可能要遭，遭肠炎了可能要遭，目前权威诊断学也不清楚具体的发病原因。

2. 得了有哪些表现？

专家解释 IBS 是消化道的一种功能性疾病，以反复腹痛、腹胀、腹部不适和排便习惯改变为特征。

啥叫功能性疾病？就是做检查，CT、MRI，甚至肠镜，都检查不出问题。不像肿瘤，可以看得到长了"包包块块"。IBS 经常肚子不舒服，又查不出具体原因。

慢性腹痛好理解，就是肚子反复痛，有时候还肚子胀。排便习惯改变，

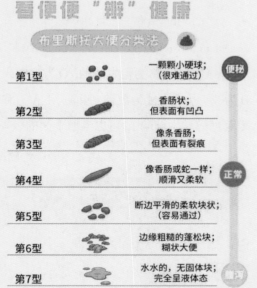

就是要么大便稀、拉肚子，要么大便干少、便秘，有些可能会交替出现，一会儿拉肚子一会儿便秘，与平时的大便不一样。看图对照一下，如果你的便便是 1～3 型，就是大便干，是 4～5 型就是正常大便，是 6～7 型，而且每天超过 3 次，就是拉肚子啦。

3. 吃什么可以好？

首先要保持心情舒畅。病因里反复提到神经、心理因素，情绪紧张会刺激肠道异常活动，比较形象的一个专业词汇叫作"脑肠轴"，就是大脑影响你的肠道情况，所以保持好心情很重要。同时积极参加体育锻炼，保证身心健康。

其次是药物。药物治疗都是针对症状的，便秘了就吃点通便的药，腹泻了就吃点止泻的药，焦虑了就吃缓解情绪的药，肠道感染就可能要吃抗生素。因为病因不是特别清楚，所以也没得哪种药是治疗 IBS 的特效药。有些中药可能有帮助，但是要在专业医生的指导下使用，不能乱吃。

最后说最重要的食物。一日三餐都要从肠道消化、吸收，吃的不对可能会加重，吃什么更好呢？

（1）可酵解食物短碳水化合物（fermentable oligosaccharides, disaccharides and monosaccharides and polyols, FODMAP）摄入，也叫作低 FODMAP 饮食。F 为可发酵的；O 为寡糖或低聚糖（果聚糖、低配半乳糖）；D 为双塘乳糖；M 为单糖（果糖）；A 为和；P 为多元醇（山梨醇、甘露醇、麦芽糖醇和木糖醇）。可以参照下面的表 4-3，少吃表里的食物，避免踩雷。

表 4-3　FODMAP 食物

产气成分	食物种类
果聚糖、低聚半乳糖	小麦、大麦、黑麦、洋葱、韭菜、白葱、大蒜、小葱、洋蓟、甜菜根、茴香、豌豆、菊苣、开心果、腰果、豆类、扁豆和鹰嘴豆

续表

产气成分	食物种类
乳糖	牛奶、冰淇淋和酸奶
果糖	苹果、梨、芒果、樱桃、西瓜、芦笋、蜂蜜、高果糖玉米糖浆
山梨醇、甘露醇、麦芽糖醇和木糖醇	苹果、梨、杏子、樱桃、桃子、李子、西瓜、蘑菇、花椰菜、使用人造甜味剂的口香糖和糖果

　　最常见的产气食物就是含乳糖的牛奶，我们经常会听说喝不得牛奶，喝了要胀气拉肚子，其实就是乳糖消化不了的表现。

　　（2）补充可溶性膳食纤维，减少粗纤维，比如麸皮等的摄入。可适当增加可溶性膳食纤维的摄入，比如菊粉、车前子胶等，目前市面上有很多相关的产品，可以适当补充。也可以通过进食低果糖的水果、嫩叶蔬菜、薯类食物等补充。

　　（3）少吃脂肪，脂肪摄入过多可能会加重 IBS 症状，所以已经诊断 IBS 的患者，特别是腹泻型的，要离油炸、油煎、肥肉、内脏等这些脂肪高的食物远点，如果不可避免地要吃火锅、冒菜这些，记到准备一碗白开水，涮一下再吃。

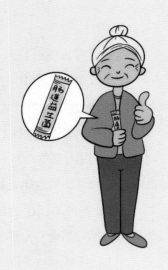

　　（4）适当补充益生菌，益生菌可能有改善症状的作用，选择常见的双歧杆菌、乳杆菌、酵母菌等，但是目前并不清楚具体哪一种菌更有效。简单点说就是可以补充益生菌，但是效果因人而异。

第九节　便秘就多吃蔬菜？

俗话讲"人生五件事，**吃喝拉撒睡**"，这五件事顺利，身体就会健康，然而不少人困扰其中，最常见的就是"拉"中的便秘问题。

"拉"就是指排大便，正常人每日排便 1 次，为 100 ~ 300 g。

如果大便次数减少，一周少于 3 次，伴有排便困难、粪便干结，则是便秘。

便秘多吃蔬菜就会好吗？

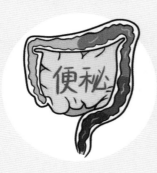

为了弄清楚这件事，我们先来了解一下排便的过程吧。

我们吃入体内的食物会依次经过口腔、食管、胃、小肠、大肠，小肠负责对食物进行消化吸收，未被消化吸收的食物残渣则会进入大肠，大肠进一步吸收水分和电解质，然后形成粪团，最后粪团被输送至肛门，再通过一系列的排便活动将粪便排出体外。

据大便排出的过程来分析，从形成粪团到产生便意和排便动作的任一个环节出现异常，均可能导致便秘。

发生便秘常见的因素有以下几种：

（1）摄入食物过少特别是膳食纤维和水分摄入不足，导致肠内的食物残渣和粪团的量不足以刺激肠道的正常蠕动，也就是刺激物少。

（2）各种原因引起的肠道内肌肉张力减低和蠕动能力减弱，也就是动力不足，如老年衰弱患者、卧床患者。

（3）肠蠕动受阻导致肠内容物滞留而不能下排，也就是道路不畅，如肠梗阻。

（4）排便相关的神经及肌肉活动障碍，如排便反射减弱或消失，肛门括约肌痉挛、腹肌及膈肌收缩力减弱等，也就是神经肌肉协调紊乱，如脑梗死、糖尿病神经病变、大量腹水或一些药物的副作用等。

（5）其他综合性的因素、精神心理异常等。

针对不同原因的便秘治疗上也有所不同。

对刺激物少这种情况的便秘，我们饮食中可以增加富含膳食纤维的蔬菜、水果、全谷物、豆类等食物，补充足够的水，这样膳食纤维会增加粪便体积，引起结肠膨胀，促进粪便推进运动，改善便秘。

每日摄入膳食纤维 25～30 g 就可以了，吃多了容易引起腹胀不适。

但对于有些便秘，增加蔬菜的摄入不可取，如肿瘤压迫肠道而引起肠道不全或完全的肠梗阻导致的阻塞性便秘，此时若摄入了富含膳食纤维的蔬菜后，粪团增多，但下排不畅，可能导致肠腔扩张、腹痛、恶心、呕吐，甚至肠穿孔等。这时就需要清淡流质饮食或暂禁食，治疗的关键是需要去除病因，而不能盲目增加蔬菜的摄入。

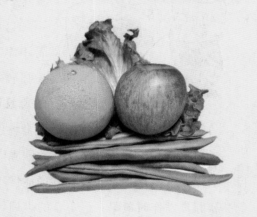

因此不同的便秘特点，应给予不同的饮食。

对大部分功能性便秘患者，生活方式非常重要，如平衡膳食、摄入充足的水分、养成良好的定时排便习惯、增加锻炼等。

对器质性便秘患者，就需要根据病因、便秘的轻重程度及类型在专业医生的指导下进行个体化综合治疗。

第三章

肝胆胰疾病

第一节　得了急性胰腺炎到底吃还是不吃？

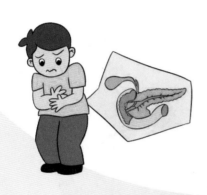

炎炎夏日里和朋友聚会大口喝酒、吃肉，好不快活；饮食总是不规律，不吃早餐、深夜加餐、暴饮暴食……这些场景是不是似曾相识，殊不知这些就有可能诱发急性胰腺炎。若不幸突发急性胰腺炎，腹痛难忍，重症病死率可高达50%！**"祸从口入"**的**急性胰腺炎**为何威力如此巨大，得了急性胰腺炎就不能吃饭了吗？

急性胰腺炎是指多种原因导致胰腺内胰酶被激活所引起的胰腺组织自身消化、水肿、出血甚至坏死的炎症性疾病，是临床常见的急腹症之一。急性胰腺炎发作时最早、最主要的表现就是突发持续性上腹部疼痛，可以为钝痛、刀割样疼痛、钻痛或者绞痛，50%的患者腰背部都会感觉到疼痛。此外，还会有恶心、呕吐、腹胀、发热等症状，严重者发生低血压、代谢紊乱甚至休克。

那这时急性胰腺炎患者还能吃饭吗？

传统的观点认为患有急性胰腺炎的患者需要禁食以让胰腺得到充分的休息，避免进一步刺激。但目前国内外普遍认为，对于急性胰腺炎患者，在胃肠功能耐受的情况下，建议尽早进食或肠内营养，而不是禁食。肠内营养有助于保护肠黏膜屏障以及减少细菌移位，从而降低感染的发生。

也有研究发现，对于轻型急性胰腺炎的患者，在疼痛缓解、肠鸣音及食欲恢复后直接经口进食软食或低脂固体食物，如馒头、软米饭或者素面，不局限于流质饮食，还可以缩短住院时间。

渡过了凶险的急性期，急性胰腺炎恢复期的患者又该如何饮食呢？

1. 戒酒

酒精可以直接损伤胰腺组织，引起胰腺器质性破坏。就算是在胰腺炎恢复期也需要严格戒酒。

2. 忌油腻

低脂饮食，每日脂肪摄入控制在 20～30 g，以防疾病复发。但长期低脂饮食可能引起脂溶性维生素缺乏，要适当补充维生素 A、维生素 D 和维生素 E。

忌油腻是指不能吃肥肉、猪皮、炸鸡腿、奶油等太过油腻的东西，而不是要忌瘦肉、鱼、虾、蛋、豆腐等富含优质蛋白的食物，烹饪用油选择植物油，烹饪方式多采用蒸、煮、炖、烩、汆等。

3. 少食多餐，忌暴饮暴食

短时间内进食大量食物，促使胰液大量分泌，容易诱发急性胰腺炎。平时要养成有规律的饮食习惯，可以增加餐数，减少每餐的饭量，每日 3～5 餐，待病情好转后，逐渐增加每餐饭量及食物种类。注意饮食卫生，减少在外就餐频次。

第二节　得了胆囊炎或胆囊结石还能吃鸡蛋吗？

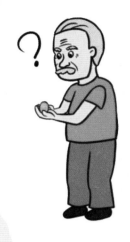

　　我国已进入老龄化社会，老年人是胆囊结石与胆囊炎的高发群体。不少老年人随着年龄的增加，吃肉越来越少，优质蛋白摄入不足，建议他们至少每天吃一个鸡蛋，得到的回答经常是："我有胆囊炎或胆囊结石，不能吃鸡蛋！"再问原因，往往是道听途说，事实究竟如何呢？

　　胆囊炎是细菌性感染或化学性刺激（胆汁成分改变等）等引起的胆囊炎性病变，有急、慢性之分，与胆囊结石有着密切的关系。

　　在暴饮暴食或者进食大量高脂肪食品后，很容易引发急性胆囊炎，患者会突然出现右上腹部剧烈疼痛、恶心、呕吐等，病程若未得到控制，可导致近、远期并发症。近期并发症包括胆囊穿孔、胆汁性腹膜炎、胆囊周围脓肿、肝脓肿等；远期并发症包括胆囊结肠瘘、胆囊十二指肠瘘、胆囊－胆管瘘等。

　　胆囊炎发作主要分为急性发作期和慢性恢复期，不同时期其饮食原则也不同。

　　（1）急性发作期：在胆囊炎处于急性发作期时，应暂时禁食，使胆囊得到充分休息，尽量减少胃肠道对胆囊收缩的刺激。急性发作期过后，疼痛缓解，可以尝试吃一些流质的脂肪和胆固醇含量较少的碳水化合物，比如米汤、藕粉、果汁等，不能喝肉汤，再接下来可以吃一些软米饭、软面条等低脂软食。

　　（2）慢性恢复期：食物的选择在慢性恢复期更加重要。适宜的能量、蛋白质和碳水化合物、低脂的营养原则应贯穿整个恢复期。烹调用油尽量选择植物油，每天控制在 30 g 以内，肉类多选择鱼、虾等胆固醇含量低的。

过多的胆固醇会引起胆汁浓缩，加重胆结石。因此，胆囊炎合并胆囊结石患者，每人每天胆固醇摄入应 < 300 mg，刚好约等于 1 个蛋黄的胆固醇含量。那么，胆囊炎或胆囊结石患者能不能吃鸡蛋的答案也就明了，首先鸡蛋白不含胆固醇，每天摄入 2 ~ 3 个鸡蛋白都是没有问题的，而蛋黄，可以少量吃，但不要每天吃就好了。

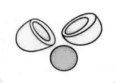

第三节 "吃退"脂肪肝

说起**脂肪肝**，大家并不陌生。有酒精性脂肪肝和非酒精性脂肪肝之分，其中非酒精性脂肪肝已经成为全球最常见的慢性肝病，包括中国在内的亚洲多数国家患病率已经超过 25%，所以现在谁还没有几个患有脂肪肝的朋友呢。

我国非酒精性脂肪肝的患病率与肥胖、高血压、甘油三酯增高、糖尿病等密切相关，大部分患病的原因也是不健康的生活和饮食习惯，比如富含饱和脂肪酸和果糖的高能量膳食结构、久坐少动等。即使只是得了轻度脂肪肝，也一定不要掉以轻心，放任不管终会发展成控制不了的局面。

鉴于此，对于大多数轻度脂肪肝的患者来说，减肥和改善胰岛素抵抗是治疗非酒精性脂肪肝的首要目标，方法也是大家耳朵都会听出老茧的：**控制饮食**、**戒酒**，还有**锻炼**。方法说起来简单，可长期坚持下来的人却不多了。

1. 积极控制体重

对于需要控制体重的脂肪肝患者需要限制总能量摄入，在每日总能量基础上减少 500 kcal 左右的摄入，使体重能够每周平稳下降 0.5 ~ 1.0 kg 至恢复正常体重范围。

2. 减少精制谷物及糖类摄入

精制谷物在加工过程中去除了较多维生素、矿物质和膳食纤维，对血糖的影响较大，因此要避免摄入过多精制谷物（如白面包、精米等），增加高膳食纤维天然食物（如全谷物、蔬菜、水果、豆类、坚果等）的摄入，少吃过度加工和添加糖含量高的食物。

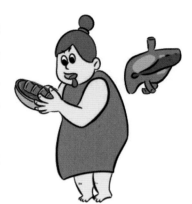

3. 限制脂肪摄入

烹调方法以蒸、烩、煮、凉拌为主，少用油煎、油炸，优先选择富含单不饱和脂肪酸的橄榄油、菜籽油、茶籽油以及含多不饱和脂肪酸的大豆油、玉米油、花生油等，全天烹调用油总量不超过 30 g。对于肥肉、内脏、猪蹄等饱和脂肪及胆固醇含量较高的食物，能不吃则尽量不吃。

4. 适宜优质蛋白摄入

营养不良以及蛋白质摄入不足也有可能导致非酒精性脂肪肝。足量的蛋白质能保证肝细胞的生成，而蛋白质的缺乏可导致脂肪沉积在肝脏。每周最好吃鱼类 300 ~ 500 g（一周吃两次左右），蛋类 300 ~ 350 g，畜、禽肉 300 ~ 500 g。另外，大豆蛋白有降低体内血浆胆固醇和脂肪沉积的作用，每周可食用 2 ~ 3 次豆制品。

5. 戒酒

酒精是造成脂肪肝的直接因素之一，喝酒可能还会增加患肝癌的风险，已经得了脂肪肝的朋友最好能够戒酒。

6. 适度锻炼

避免长期久坐不动，减少屏幕前时间，保持定量的体力活动，推荐中等强度有氧运动配合抗阻运动，以增加骨骼肌质量和防治肌少症。

第四节　肝硬化患者必须清淡饮食少吃肉吗？

近年来我国肝硬化的发病率呈上升趋势，大家对肝硬化谈之色变，而大部分人却并不了解它。肝硬化是一种由不同病因引起的慢性、进行性、弥漫性肝病，以肝脏弥漫性纤维化、假小叶形成、肝内外血管增殖为特征，代偿期无明显临床症状，失代偿期以

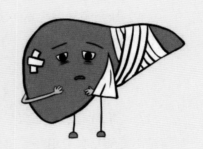

门静脉高压和肝功能严重损伤为特征，患者常因并发腹水、消化道出血、脓毒症、肝性脑病、肝肾综合征和癌变等导致多脏器功能衰竭而死亡。

肝硬化患者常因脾脏肿大、门静脉高压、腹水压迫胃肠道等引起食欲下降、营养物质吸收差，极易发生营养不良；此外，肝硬化患者消化道黏膜病变及胆盐排泄减少引起脂肪泻，门静脉高压引起胃肠道淤血或肠道菌群失调、消化道出血、继发感染等，都会引起营养物质的吸收合成障碍。

因此，肝硬化患者的饮食，一般要求低脂、高蛋白、充足维生素，但不少患者只记住了低脂这个要求，认为不能吃肉，这是非常大的误区。具体怎么吃，饮食上要注意些什么？记住以下五个原则：

（1）合理安排餐次，少量多餐，睡前加餐可以选择一些富含碳水化合物的食物，比如面包、饼干之类的。肝硬化患者普遍食欲下降，可喝酸奶、进食山楂等开胃的食物。

（2）充足的能量及碳水化合物摄入：每日能量需求为 30 ~ 35 kcal/kg，为了促使肝细胞再生，保护肝细胞，每天可吃 300 ~ 450 g 的碳水化合物。选择细软的主食，如软米饭、馒头、面条、藕粉等。

（3）在没有肝性脑病的情况下保证充足优质蛋白摄入：首先，充足的蛋白质可以避免负氮平衡，对肝硬化患者预后有益，建议肝硬化患者摄入蛋白质为 1.2 ~ 1.5 g /（kg·d），以维持骨骼肌含量。首选蛋、奶、豆制品，其富含支链氨基酸，在摄入大量优质蛋白的同时有利于预防肝性脑病的发生。其次，适当地摄入瘦肉也是不可少的。

（4）补充多种维生素，多进食新鲜瓜果蔬菜（食管静脉曲张患者要选用少渣易消化的蔬果），也可以补充一些复合维生素片。

（5）烹饪方法以蒸、煮、烩、炖等为主，禁用油煎、油炸等。

此外，肝硬化患者还应戒烟戒酒；长期抗病毒治疗的患者，未经医生同意不可随意自行用药（包括保健品、感冒药、帮助睡眠的药物以及利尿剂等）；保持大便通畅，注意大便情况，如有可疑黑便甚至便血、呕血及时告知医生或就近就医。

第四章

其他疾病

第一节 糖尿病患者如何科学"吃糖"？

1. 糖尿病患者不能吃水果？

水果中含有丰富的果糖、维生素、微量元素、膳食纤维等，酸甜可口，广受大家喜爱。可为了控制血糖，许多糖尿病患者自觉地戒掉了水果，这样真的正确吗？

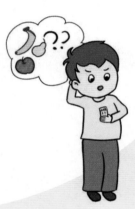

在回答这个问题前，我们首先得知道，患糖尿病和吃糖、吃水果并没有什么直接的关系，年龄、遗传、不健康的饮食习惯和生活方式、超重或肥胖等才是患糖尿病的主要原因。

血糖指数和血糖负荷

血糖指数（GI）反映一种食物中碳水化合物吸收的速度及其对血糖影响的幅度，也就是说，GI 值越高，升血糖速度越快。以 55、70 为 GI 值界限把食物分为低、中、高 GI 食物。

理论上来说我们建议摄入低 GI 食物，但是，吃太多低 GI 食物血糖依旧会高，这又是为什么呢？这就不得不提到血糖负荷（GL），它是一个将摄入碳水化合物的质量与数量结合起来评估膳食总的血糖效应的指标，更直接地反映一个食物升血糖的能力。以 10、20 为 GL 界限值把食物分为低、中、高 GL 食物。一些常见水果的 GI、GL 值见表 4-4。

表 4-4　常见水果的 GI 值与 GL 值 　（按每 100 g 可食部分计）

种类	碳水化合物 /g	GI 值	GL 值
樱桃	10.2	22.0	2.2
李子	8.7	24.0	2.1
柚子	9.5	25.0	2.4
桃	10.1	28.0	3.4
梨	13.1	36.0	4.8
苹果	13.7	36.0	4.9
柑（橘子）	10.2	43.0	5.1
葡萄	10.3	43.0	4.4
猕猴桃	14.5	52.0	8.3
香蕉	22.0	52.0	11.4
芒果	8.3	55.0	4.6
菠萝	10.8	66.0	7.1
西瓜	6.8	72.0	4.2

注：来源于《中国食物成分表（第 6 版）》

　　你看，西瓜是高 GI 食物，但由于碳水化合物含量并不高，属于低 GL 食物，吃一块 200 g 的西瓜对于血糖水平的影响并不大。不过，切莫贪吃哦！

　　所以，水果对糖尿病患者来说并不是什么**"恶魔的果实"**，也不是靠甜与不甜来区分水果能不能吃，根据 GI、GL 值选择食物才是科学可靠的方法！

安心吃水果小妙招：

吃水果时间：两餐之间，既可以充饥，又能避免血糖的大幅度波动，若要监测血糖，则在测血糖之后血糖稳定的情况下再吃水果。

种类：尽量选择低 GI 水果。

重量：即使选用低 GI 水果，对于每日可食用的重量还是有一定限制，大概为 200 g，相当于一个中等大小的苹果。

榨汁喝≠吃水果：榨汁丢弃的残渣会导致损失绝大部分不可溶性膳食纤维，所以果汁的升血糖速度高于普通水果。

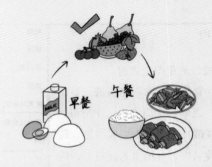

2. 糖尿病患者无糖食品放心吃？

好多得了糖尿病的患者，都知道精白米面是升糖利器，所以每天米饭都只吃一点点，但面对无糖沙琪玛、无糖芝麻糊和无糖饼干这类食物却情有独钟，认为它们既能充饥还不升血糖。殊不知这些食物可是隐形的 **"血糖杀手"**！

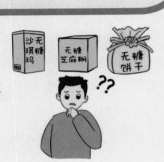

给各位患者科普一下，**无糖**食品只是指没有蔗糖，而不是真正的无糖！

糖在我们日常生活中，一般说的是白砂糖、蔗糖、糖果等，而在营养学中，广义的糖是指碳水化合物，因此不仅白砂糖、蔗糖是糖，我们日常吃的米、面是糖，像沙琪玛、饼干这类面粉制成的食物也是糖。

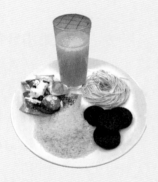

下图所示是某市售无糖沙琪玛的配料表及营养标签，虽然不含能够使血糖快速升高的**精制糖**，但每 100 g 该沙琪玛碳水化合物达 55.5 g，经常吃这类食物，碳水化合物摄入过多，血糖自然也会不好控制。

产品名： 无糖山药沙琪玛
保质期： 270天
储存条件： 置于阴凉干燥处、避免阳光直射。
配料： 麦芽糖醇、小麦粉、食用棕榈油、全蛋液、谷朊粉、山药粉3%、人造奶油、芝麻、全脂乳粉、干酵母、复配膨松剂（碳酸氢钠、碳酸钙、焦磷酸二氢二钠、硫酸钙、磷酸二氢钙、酒石酸氢钾、食用玉米淀粉）、碳酸氢铵、食用盐、食用香精。

项目	每100g	NRV%
能量	2029千焦	25%
蛋白质	8.5克	14%
脂肪	24.5克	41%
反式脂肪酸	0克	
碳水化合物	55.5克	19%
糖	0克	
钠	117毫克	6%

某无糖沙琪玛配料表及营养标签

此外，无糖沙琪玛吃起来也是甜甜的，那这个甜味来自哪里呢？答案便是配料表中的一种甜味剂——麦芽糖醇。那么糖尿病患者可以放心食用甜味剂吗？

在我国，获准使用的甜味剂共 20 种，其使用范围、使用剂量都有严格的规定，正规渠道购买的无糖食品，适当食用是安全的。《中国糖尿病医学营养治疗指南（2022 版）》中提到，甜味剂替代等能量的碳水化合物，可以减少每天碳水化合物和能量的摄入，可能有益于血糖和体重控制。也就是说，相关的指南认为糖尿病患者是可以选择添加了甜味剂的无糖食品的。只不过，糖尿病患者进食无糖食品时，也要考虑到食物本身摄入过多导致能量摄入超标的问题，不能毫无节制地进食无糖食品！

3. 糖尿病患者少吃主食就能控制血糖?

我们上文才说到，糖尿病患者不能吃太多的碳水化合物，不然血糖飙升。那每天都只吃一点主食或者不吃主食，是不是就有利于控制血糖了呢?

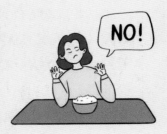

不不不，营养师告诉你，哪能这么简单粗暴地理解呢。

研究表明，低碳水化合物饮食（碳水化合物供能比 < 26%）与糖尿病平衡膳食相比，低碳水化合物饮食在刚开始的 6 个月对糖化血红蛋白降低有帮助，但两者对血糖的影响并没有什么不同。长期吃很少的或者不吃碳水化合物，糖尿病患者的生活质量大打折扣，血脂可能也会出现异常，尤其是对于 1 型糖尿病的患者，可能还会发生严重低血糖。因此，糖尿病患者可不能一味地少吃主食（碳水化合物），只要掌握吃主食的技巧，既不用挨饿，血糖也能得到很好的控制。具体怎么吃，可以参考以下的饮食原则：

（1）主食定量，粗细搭配

我们摄入的碳水化合物主要由主食提供，糖尿病患者碳水化合物的供能比一般控制在 45% ~ 60%，什么意思呢? 例如一位身高 160 cm，体重 55 kg 的成年女性，她一天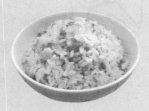所需要的能量应该在 25 ~ 30 kcal/（kg·d），即 1 400 ~ 1 650 kcal，除去每天 500 g 蔬菜、200 g 水果和 300 g 奶及奶制品，那她一天主食的摄入量可以控制在 135 ~ 250 g。

全谷物、杂豆类较精细粮含有更多的膳食纤维和 B 族维生素，GI 也更低。在精白米面中掺入一些糙米、藜麦、红豆、绿豆等（最好占主食摄入量的 33% ~ 50%），更有利于控制餐后血糖。

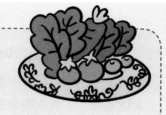

（2）多吃蔬菜，水果适量

（1）餐餐有新鲜蔬菜：蔬菜含有丰富的膳食纤维、维生素及矿物质，且能量低，增加蔬菜的摄入量可以降低膳食的GI，延缓食物的消化吸收速率，从而降低糖尿病患者饥饿感和餐后血糖上升速度。糖尿病患者每日蔬菜摄入量建议超过500 g。但需要注意的是，红薯、芋头、土豆、藕、山药、玉米等含有较多淀粉，属于主食，不能当作蔬菜食用，如果这类食物摄入较多，应该相应地减少米面等主食的摄入。

（2）两餐之间适量选择水果：在血糖稳定的情况下，糖尿病患者可选择GI值较低的水果，每天食用水果不宜超过200 g，合理安排食用水果的时间，最好选择两餐之间或者运动前、后吃水果。

（3）适量吃鱼肉、禽肉、蛋、瘦肉和大豆，天天都有奶制品

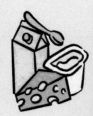

鱼肉、禽肉、蛋、奶、瘦肉、大豆及奶制品，都能够提供丰富的优质蛋白，奶制品更是应该天天食用，肾功能正常的糖尿病患者蛋白质摄入量宜占总能量的15% ～ 20%，短期高蛋白饮食更有助于改善超重和糖尿病肥胖患者的体重、血脂和血糖。

（4）清淡饮食，足量饮水

许多糖尿病患者对食物中的糖谈之色变，对盐却不太关注。其实盐摄入过多，会进一步加重糖友们口渴的症状。及时补充水分，可以避免高血糖状态下血液过于黏稠、血液循环障碍、肾功能受损等。日常生活中选择白开水或淡茶水都是非常合适的。

（5）三餐及加餐定时定量，注意进食顺序

定时定量进餐，有助于糖尿病患者寻找自身餐后血糖变化规律，以及餐后血糖与饮食之间的关系，有利于医生对糖尿病患者的药物剂量进行调整。

控制血糖小窍门：用餐时按照"蔬菜→肉类→主食"的顺序进食，控制进食速度，细嚼慢咽，有利于控制餐后血糖，正式用餐前半小时进食一些高蛋白的食物也有同样的作用！

第二节　痛风不能吃肉和豆制品？

随着生活条件的改善，**痛风**（高尿酸血症）人群越来越庞大，在这类人群中广泛流传着"不能吃肉、不能吃豆腐"的传闻，甚至是这也不能吃，那也不能吃，时间一长容易出现营养不良、抵抗力下降的情况，特别是合并一些慢性疾病的老年人。那痛风到底能不能吃肉和豆制品呢，本节我们就来解答一下。

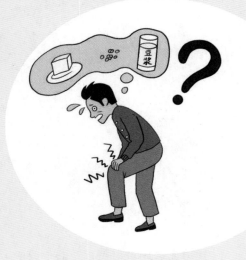

通常，我们将食物按照每100 g可食部的嘌呤含量进行分类，可分为三类，见表4-5。常见动物性食物每100 g可食部分的嘌呤含量见表4-6。

表 4-5　食物嘌呤含量分类

分类	每 100 g 可食部分嘌呤含量 / mg
嘌呤含量低的食物	≤ 25
嘌呤含量中等的食物	20 ~ 150
嘌呤含量高的食物	> 150

表 4-6　常见动物性食物每 100 g 可食部分的嘌呤含量

食物名称	嘌呤含量 / mg	食物名称	嘌呤含量 / mg
鸭肝	397.9	河蟹	147.0
鹅肝	376.9	猪肉（后臀尖）	137.8
鸡肝	317.0	草鱼	134.4
猪肝	275.2	牛肉干	127.4
牛肝	250.6	黄花鱼	124.2
羊肝	227.8	驴肉加工制品	117.4
鸡胸肉	207.9	羊肉	109.0
扇贝	193.4	肥瘦牛肉	104.7
基围虾	187.4	猪肉松	76.25

从表 4-6 中可以看出，我们常吃的猪肉（后臀尖）、草鱼、羊肉、肥瘦牛肉是属于中等嘌呤含量的食物，日常生活中，可以适当地吃，稍加限制即可。各种内脏、水产品嘌呤含量均高，尽量少吃或不吃。并且我们知道，嘌呤是溶于水的，因此在烹调上，肉类可先用汤生煮后弃汤再烹调。值得一提的是，最新研究发现，植物性食物来源的嘌呤不增加体内尿酸水平，所以可不做限制。

那痛风能吃豆制品吗？我们先来看看常见豆类及豆制品的嘌呤含量，见表4-7。

表4-7　常见豆类及豆制品的每100 g可食部分嘌呤含量

食物名称	嘌呤含量 / mg	食物名称	嘌呤含量 / mg
黄豆	218.2	红芸豆	126.4
绿豆	195.8	内酯豆腐	100.1
豆粉	167.5	豆腐块	68.6
腐竹	159.9	水豆腐	67.6
豆皮	157.3	豆浆	63.2
红豆	156.5	—	—

从上表可以看出，我们常吃的内酯豆腐、豆腐块、水豆腐、豆浆在分类上均属于中等嘌呤含量的食物，日常饮食是可以选用的，稍加限制即可。腐竹、豆皮嘌呤含量较前者稍高，是由于水分含量减少浓缩的缘故，泡发后也能少量选用。

最后打个总结，肉类和豆制品痛风患者都可以适当地吃，真正需要避免食用的是肝脏和肾脏等动物内脏，贝类、牡蛎和龙虾等带甲壳的水产品，以及浓肉汤和肉汁等。要限制食用含较多果糖和蔗糖的食品，不应大量食用水果和含糖饮料，水果每日可进食200 ~ 350 g（以可食部分计），并且要注意选择果糖含量较低的新鲜水果，如青梅、草莓、樱桃、菠萝、桃子、柠檬、西柚等。要避免吸烟、避免饮用各种含酒精饮料，尤其是啤酒和蒸馏酒（白酒）。食物烹调上应清淡，少油、少盐，少辣椒、胡椒、芥末等刺激性调味品，刺激性调味品可兴奋自主神经，可能诱发痛风发作，应尽量避免食用。

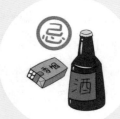

第三节　肿瘤饮食那些事儿

肿瘤患者"发物"吃不得？

"发物" 在肿瘤患者中口口相传，种类奇多。"吃了发物会让肿瘤转移！""吃了发物肿瘤长得快！""吃了发物会让肿瘤复发！"……

发物，其实是中医里的说法，指能引起旧疾复发或新疾加重的食物，如鸡肉、鹅肉、牛肉、海鲜等，但因人而异。从科学的角度来说，发物与肿瘤的关系其科学性有待考证，至少截至目前未见明确因发物导致肿瘤疾病加重的病例；大部分发物作为优质蛋白来源丰富的食物，该吃就吃，充足的营养物质的摄入对肿瘤患者来说更为重要。

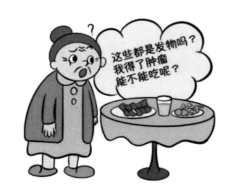

吃糖会加速肿瘤生长？少吃饭就能饿死肿瘤细胞？

肿瘤细胞就似一个强盗，以血液中的葡萄糖作为养料，无序而迅速地分裂、增殖并侵犯占领正常组织的地盘。无论机体摄入的营养物质够不够，摄入的是哪种营养物质，肿瘤细胞都能获取营养物质快速生长，与我们吃不吃糖并没有什么关系。

想通过少吃饭来饿死肿瘤细胞的患者，最直接的影响就是营养不良，生活质量降低，加速疾病的恶化，得不偿失。

肿瘤患者饮食差没关系，多吃点保健品就能补回来？

保健食品，是指声称并具有特定保健功能或以补充维生素，矿物质为目的，适用于特定人群食用，具有调节机体功能，不以治疗疾病为目的，并且对人体不产生任何急性、亚急性或慢性危害的食品。单从补充营养方面讲，吃两根虫草或者一点灵芝孢子粉确实不如多吃点肉、蛋、奶这些食物来得实在，忽视日常普通饮食，高价吃保健食品反而本末倒置。

不得不提到的还有往往被肿瘤患者神化的蛋白粉，大多也属于保健食品，其营养成分主要为蛋白质。作为三大供能营养物质之一，蛋白质和脂肪、碳水化合物一样为机体提供能量，只有在能量足够的前提下，蛋白质摄入增加才可以促进蛋白质合成，发挥纠正负氮平衡、修复损伤组织的作用。一味地盲目补充蛋白质反而会增加肝肾的负担。

乳腺癌患者不能吃大豆及豆制品？

大豆中的雌激素并不是真正的雌激素，而是一类化学结构与雌激素相似并且具有雌激素样作用的植物性化学物——**大豆异黄酮**，它的活性仅为体内雌激素的2%，又叫作"植物性雌激素"。

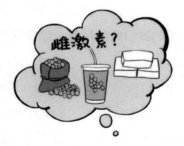

大量研究证明，大豆异黄酮具有抗氧化、抗肿瘤、防治绝经后骨质疏松、预防心血管疾病、缓解更年期综合征等多种功效，并且在我们体内具有双向调节作用：当体内雌激素水平较高时，大豆异黄酮可以竞争雌激素受体，降低雌激素效应；而当体内雌激素水平降低时，它又能发挥雌激素的作用。

适量摄入大豆及其制品，不仅不会增加乳腺癌患者肿瘤生长风险，还对健康有好处，尤其是更年期女性，推荐每天都可以摄入一定豆制品。

第四节　慢性肾脏病患者蛋白质应该怎么摄入？

1. 慢性肾脏病患者蛋白质到底应该吃多少？

不知道大家有没有听过一种说法，没有蛋白质就没有生命。为什么这么说呢？因为在构成人体的细胞、组织中，基本都能找到蛋白质的身影。作为构成细胞的基本有机物，蛋白质不仅是生命的物质基础，也是生命活动的主要承担者。蛋白质占人体重量的 16% ～ 20%，也就是说，一个 60 kg 重的成年人的体内含有 9.6 ～ 12.0 kg 的蛋白质。

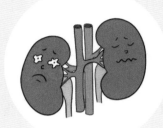

慢性肾脏病患者或多或少会出现**低蛋白血症**，原因主要有三个：①白蛋白从尿液中丢失增加；②白蛋白分解代谢率增加；③增加的蛋白合成率不能弥补蛋白损失。简单来说，就是因为尿蛋白排泄增加，身体蛋白质分解增加且合成不足，就导致了低蛋白血症的出现。基于以上原因以及对蛋白质的重要性的充分认识，**不少人都认为慢性肾脏病患者吃越多的蛋白质就越好，那事实到底是不是如此呢？**

答案当然是否定的，原因主要有两个。①在正常的情况下，我们人体分解蛋白质产生的大部分废物都靠肾脏的辛勤工作排出体外了。然而，慢性肾脏病患者在肾功能下降时，蛋白质分解产生的代谢产物不能被及时、彻底地排出体外，反而会在身体中不断堆积，堆积到一定程度后就有可能会损害我们的身体健康。②吃太多的蛋白质可能会使蛋白质分解代谢产物急剧增加，因为这些代谢产物都是需要通过肾脏处理后排出体外的，这样一来就会增加肾脏负担，加重对肾功能的损害。再加上蛋白尿本身就会破坏肾脏的结构和功能，盲目增加饮食中的蛋白质反而会加速尿蛋白的流失，并且加速肾功能受损，加速疾病的进程。

对此，不少人可能会产生新的疑问，**对慢性肾脏病患者来说，蛋白质是不是吃得越少越好呢？**

无独有偶，答案也是否定的。首先，基于上述对蛋白质重要性的描述，作为生命的物质基础，蛋白质是不可或缺的，对慢性肾病患者来说也是如此。其次，由于不少慢性肾脏病患者可能会出现食欲下降和消化吸收功能障碍，非常容易造成蛋白质摄入不足且利用率降低；再加上患者体内多种代谢过程失调，各种营养素丢失增多，如果这时还不能补充适量的蛋白质，慢性肾脏病患者就面临着很高的营养风险。

所以，对慢性肾脏病患者来说，每天到底应该吃多少蛋白质就成了一个非常关键的问题。要是能控制好每天吃的蛋白质的量，就可以减少尿蛋白的排泄、减少蛋白质的分解，从而延缓肾功能损伤的进程，起到保护肾脏的作用。

慢性肾脏病可分为五期：

◆ 1 期：肾小球滤过率（glomerular filtration rate，GFR）正常或升高，即 GFR ≥ 90 mL/（min·1.73 m^2）。

◆ 2 期：GFR 轻度降低，即 GFR 为 60 ~ 89 mL/（min·1.73 m^2）。

◆ 3 期：分别 3a 期和 3b 期。其中 3a 期为 GFR 轻到中度降低，即 GFR 为 45 ~ 59 mL/（min·1.73 m^2）；3b 期为 GFR 中到重度降低，即 GFR 为 30 ~ 44 mL/（min·1.73 m^2）。

◆ 4 期：GFR 重度降低，即 GFR 为 15 ~ 29 mL/（min·1.73 m^2）。

◆ 5 期：终末期肾病，即 GFR < 15 mL/（min·1.73 m^2）或患者需要透析。

处于慢性肾脏病不同分期的患者，蛋白质摄入的量也有所不同：

◆ 1 ~ 2 期患者，不论是否患有糖尿病，蛋白质推荐摄入量均为 0.8 ~ 1.0 g/（kg·d）。

◆代谢稳定的 3～5 期患者采用低蛋白饮食，蛋白质推荐摄入量为 0.55～0.60 g/（kg·d），或极低蛋白饮食，蛋白质推荐摄入量为 0.28～0.43 g/（kg·d）联合酮酸或氨基酸类似物。

◆3～5 期合并糖尿病的患者蛋白质推荐摄入量为 0.6～0.8 g/（kg·d）。

◆代谢稳定的维持性血液透析或腹膜透析的 5 期非糖尿病患者，蛋白质推荐摄入量为 1.0～1.2 g/（kg·d）。

◆维持性血液透析或腹膜透析的 5 期糖尿病患者，蛋白质推荐摄入量为 1.0～1.2 g/（kg·d）。

◆优质蛋白应该占每天蛋白质摄入量的 50% 以上。

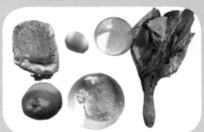

具体来说，一个体重为 50 kg 的轻度慢性肾脏病患者每天大约需要 40 g 蛋白质，可以通过以下搭配实现：

50 g 肉 +1 个鸡蛋 +1 杯牛奶（250 mL）+500 g 蔬菜 + 200 g 水果 +150 g 主食。这其中，优质蛋白大约为 21 g，占总蛋白质摄入量的 50% 以上。供能不足部分可选用碳水化合物类食物补充。该搭配能在控制总蛋白摄入的前提下，保证优质蛋白和能量的摄入。

2. 得了慢性肾脏病能吃豆制品吗？

对慢性肾脏病患者来说，需要控制的不仅有蛋白质的摄入量，还有蛋白质的种类。所有的这些措施都是为了帮助患者减轻肾脏负担、改善肾功能、延缓疾病进程。

在蛋白质种类的选择上，肉、鱼、蛋、奶等食物蛋白质的氨基酸模式与人体的氨基酸模式接近，被称为优质蛋白。优质蛋白容易被人体利用，产生的代谢废物少，给肾脏带来的负担小，所以慢性肾脏病患者应该优

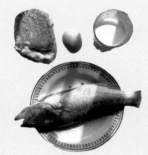

先选择这些优质蛋白，优质蛋白应该占每天蛋白质摄入量的 50% 以上。

话说到这，有不少读者可能就会有疑问了，前面推荐的都是动物性蛋白质，是不是慢性肾脏病患者不能吃植物性蛋白质呢？

非也非也！要知道，优质蛋白不仅包括我们通常所熟知的肉、鱼、蛋、奶等动物性蛋白质，还包括大豆蛋白质呢。如果从蛋白质摄入对营养、钙磷代谢水平、血脂等影响的角度来看，动物性蛋白质和植物蛋白质各有优缺点，所以不推荐首选哪种蛋白质，也就是说，对慢性肾脏病患者来说，吃动物性蛋白质和植物性蛋白质都是可以的。而且现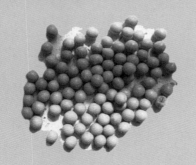在有不少研究表明，对慢性肾脏病患者来说，在一定程度上，植物性优质蛋白比动物性优质蛋白更好。这是因为，以大豆为主的植物性优质蛋白可以更加有效地降低尿蛋白的排泄、提高血清蛋白水平、纠正高脂血症，并且减少肾脏的炎症和纤维化，延缓疾病进展。所以，慢性肾脏病患者是可以吃豆制品的。

慢性肾脏病患者在日常的饮食中应该怎么选择蛋白质的来源呢？应该怎么搭配不同种类的蛋白质呢？首先，为了避免蛋白质摄入过量或优质蛋白质摄入不足，可适当选择低蛋白质主食代替传统主食。也就是说，应该限制米类、面类等非优质植物蛋白的摄入量，可以使用小麦淀粉、其他富含淀粉的食物（如土豆、白薯、藕、荸荠、山药、芋头、南瓜、菱角粉等）或经过特殊处理的米面类食品（低磷、低钾、低蛋白质的米类、面类）作为主食，也可用这些食物部分代替普通的米类、面类。其次，需要把适量的奶类、蛋类、各种肉类以及大豆蛋白等优质蛋白食品作为蛋白质的主要来源，并且合理分配到三餐之中。

说了这么多，为满足慢性肾脏病患者每天的蛋白质需求，到底应该怎么吃呢？还是以体重为 50 kg 的轻度慢性肾脏病患者为例，一日食谱举例见表 4-8。

表 4-8　体重为 50 kg 的轻度肾功能受损患者一日参考食谱

类别	素食主义	非素食优质蛋白
早餐	鸡蛋 1 个（50 g） 低脂牛奶 1 杯（250 mL） 橙子 1 个（100 g） 菜包子 1 个（小麦淀粉 75 g，圆白菜 150 g）	鸡蛋 1 个（50 g） 低脂酸奶（200 mL） 苹果 1 个（100 g） 藕粉（50 g）
午餐	豆腐 1 块（50 g） 小白菜（200 g） 魔芋（100 g） 米饭（100 g）	瘦肉（75 g） 西葫芦（200 g） 西红柿（250 g） 鸡蛋（25 g） 米饭（100 g）
晚餐	冬瓜（200 g） 茄子（100 g） 红薯（50 g） 梨（100 g）	黄瓜（300 g） 土豆（100 g） 米饭（50 g） 凤梨（100 g）
注意	1. 全天用油不超过 20 g，盐不超过 2 g 2. 提供能量约 1700 kcal，蛋白质约 50 g，油脂约 40 g，碳水化合物 270 g	

第五节　慢性阻塞性肺疾病的饮食

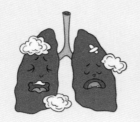

慢性阻塞性肺疾病（Chromic obstrutive pulmonary disease，COPD），简称慢阻肺，老百姓习惯称为"老慢支""肺气肿"，是一种常见的、可以预防和治疗的肺部疾病。COPD 通常表现为：呼吸困难（典型表现为劳力时加重、持续存在，有的伴有喘息和胸闷），慢性咳嗽、咳痰，全球疾病负担研究（Global Burden of Disease Study，GBD）2019 年估算数据显示，COPD 在我国共造成 104 万人死亡，位居死因排行第三位。WHO 将每年 11 月第三周的周三定为世界慢阻肺日，帮助人们提高对 COPD 的认识。COPD 患者容易出现不同程度的体重下降、食欲下降、肌肉萎缩和功能障碍、精神焦虑和（或）抑郁等并发症，长期患病往往都会出现不同程度的营养不良。

同时，营养不良也会使 COPD 患者存在以下负面影响：

（1）长期营养不良，可能会出现微量元素和维生素缺乏，临床试验研究，COPD 容易导致体内抗氧化功能障碍，如影响维生素 E、硒、β－胡萝卜素和维生素 D 的抗氧化功能。

（2）营养不良影响呼吸肌结构和功能，使呼吸肌群的储备能力下降，显著降低维持正常通气的动力。

那 COPD 该如何进行科学的营养支持治疗呢？

COPD 患者的十点营养建议

（1）饮食模式：高脂肪、低碳水化合物为主的饮食模式，可以减轻呼吸系统的负荷，减少并发症；采用低糖、高蛋白、高脂肪饮食，可减轻心脏负荷，营养支持治疗长远的目标是使患者的体重恢复正常。

（2）能量：满足能量需求可降低其他组织成分的消耗，也使得其他营养素的利用率得到大幅提高。

（3）蛋白质：充足的蛋白质供给（动物瘦肉、蛋类、奶类中富含）可以提高机体的抗病能力，每日摄入蛋白质 1 ~ 1.5 g / kg 即可维持良好的内环境稳态和正氮平衡（以 60 kg 体重为例，每日需摄入 60 ~ 90 g 蛋白质）。

（4）脂肪：可以提供大量的非蛋白质能量，而产生的二氧化碳较少，对COPD患者有利，推荐富含单不饱和脂肪酸的橄榄油或山茶油、富含n-3脂肪酸的深海鱼类，而肥肉、动物油、动物皮和内脏需要谨慎食用。

（5）碳水化合物：过高碳水化合物的摄入将引起二氧化碳累积，不利于患者的恢复，同时也不能过分限制碳水化合物的摄入，每日碳水化合物的能量应占总能量的35%～50%。

（6）维生素：应注意各种维生素的补充，尤其是维生素C、维生素E等。

（7）少量多次进食，每餐不宜过饱，由于饱食可令胃容积增加，膈肌上抬，导致呼吸负担加重，故每日宜进食4～5餐，每餐间隔2～3小时。

（8）在营养科医生或营养师的指导下，使用特殊医学用途配方食品，建议在两餐之间补充，或作为单独营养治疗手段使用。

（9）烹饪方式选择清炖、蒸、拌、白切为宜，保证食物质地软烂、口味清淡，不对呼吸系统造成刺激。

（10）戒烟限酒，保持良好的生活习惯，吸烟仍是目前最常见的导致COPD的危险因素。

COPD患者一日参考食谱见表4-9。

表4-9　COPD患者一日参考食谱

餐次	食物举例
早餐	全脂牛奶250 mL 或豆浆300 mL 蒸鸡蛋1个 蛋糕、包子、燕麦 适量补充多种维生素和微量元素
加餐	水果100 g：苹果、桃子、梨、橙子、猕猴桃、葡萄等 坚果25 g：核桃、杏仁等
午餐	粗粮米饭：精米50g+（藜麦、黑米、荞麦）30 g 蔬菜300 g：推荐叶类蔬菜一半以上 瘦肉100 g：淡水鱼、兔子肉、去皮鸡肉、去皮鸭肉、牛肉、猪肉等
加餐	酸奶或营养液250 mL，坚果30 g；水果100 g； 补充维生素D_3：400 IU～800 IU。
晚餐	粗粮米饭：精米50g+（藜麦、黑米、荞麦）30 g 蔬菜：300 g 推荐叶类蔬菜多一点 瘦肉100 g：淡水鱼、兔子肉、去皮鸡肉、去皮鸭肉、牛肉、猪肉等 全天用油25 mL：少用动物油，推荐多用橄榄油、葵花子油、玉米油等。 盐：5 g/d

注：来源《中国居民膳食指南（2022）》

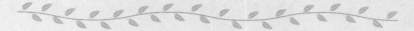

[1] 中华人民共和国国家标准公告（英文）[J].China Standardization，
    2023（3）:1-30.

[2] 中国医疗保健国际交流促进会营养与代谢管理分会，中国营养学
    会临床营养分会，中华医学会糖尿病学分会，等.中国糖尿病
    医学营养治疗指南（2022版）[J].中华糖尿病杂志，2022，14
    （9）:881-933.

[3] 杨旭卉，黄运安，关天琪，等.红肉及其加工制品的营养价值及
    癌症风险控制的研究进展[J].现代食品，2021（8）:33-37.

[4] 林虹，陈梁发，谭伟煊，等.广州市白云区小龙虾相关横纹肌溶
    解综合征病例流行病学特征及相关影响因素分析[J].公共卫生与
    预防医学，2021，32（4）:71-74.

[5] 吕嘉乐，刘芳华，吴琪俊，等.超加工食品摄入与成人超重和肥
    胖关系研究进展[J].中国公共卫生，2021，37(11):1691-1694.

[6] 中华医学会外科学分会胰腺外科学组.中国急性胰腺炎诊治指南
    （2021）[J].中华外科杂志，2021，59（7）:578-587.

[7] 中华医学会外科学分会胆道外科学组.急性胆道系统感染的诊断和
    治疗指南（2021版）[J].中华外科杂志，2021，59（6）:422-
    429.

[8] 国家癌症中心中国结直肠癌筛查与早诊早治指南制定专家组 . 中国结直肠癌筛查与早诊早治指南（2020，北京）[J]. 中华肿瘤杂志，2021，43（1）:16-38.

[9] Haas V, Kohn M, Körner T, Cuntz U, et al. Practice-Based Evidence and Clinical Guidance to Support Accelerated Re-Nutrition of Patients With Anorexia Nervosa[J]. J Am Acad Child Adolesc Psychiatry. 2021，60（5）:555-561.

[10] Ikizler Talat Alp, Cuppari Lilian. The 2020 Updated KDOQI Clinical Practice Guidelines for Nutrition in Chronic Kidney Disease.[J]. Blood purification,2021,50（4～5）: pp.667-671.

[11] 倪鑫，王宝西，王荃，等 . 儿童急性感染性腹泻病诊疗规范（2020年版）[J]. 中国医药科学，2020，10（21）:249-256.

[12] Ikizler TA, Burrowes JD, Byham-Gray LD, et al. KDOQI Clinical Practice Guideline for Nutrition in CKD: 2020 Update. Am J Kidney Dis. 2020，76（3 Suppl 1）:S1-S107.

[13] 曾艳，朱玥明，张建刚，等 . 大豆发酵食品中的活性肽及其生理功能研究进展 [J]. 大豆科学，2019，38（1）:159-166.

[14] Willett W，Rockstr·m J，Loken B，et al. Food in the Anthropocene: the EAT - Lancet Commission on healthy diets from sustainable food systems[J]. The Lancet，2019，393（10）:170.

[15] 《中国高血压防治指南》修订委员会 . 中国高血压防治指南 2018年修订版 [J]. 心血管病防治，2019，19（1）:1-44.

[16] 中华医学会肝病学分会，中华医学会消化病学分会 . 终末期肝病临床营养指南 [J] . 中华肝脏病杂志，2019，27（5）: 330-342.

[17] Chakraborty SP. Patho-physiological and toxicological aspects of monosodium glutamate[J]. Toxicol Mech Methods. 2019，29(6):389–396.

[18] 中华儿科杂志编辑委员会，中华医学会儿科学分会.儿童过敏性疾病诊断及治疗专家共识[J].中华儿科杂志，2019，57（3）:164.

[19] Schutz D，Busetto L，Dicker D， et al. European Practical and Patient-Centred Guidelines for Adult Obesity Management in Primary Care[J]. Obesity Facts，2019，12（1）.

[20] 中华医学会肝病分会脂肪肝和酒精性肝病学组，中国医师协会脂肪性肝病专家委员会.非酒精性脂肪性肝病防治指南（2018年更新版）[J].临床肝胆病杂志，2018，34（5）:947–957.

[21] Swift DL, McGee JE, Earnest CP, et al. The Effects of Exercise and Physical Activity on Weight Loss and Maintenance[J].Prog Cardiovasc Dis.2018，61（2）:206–213.

[22] Melby CL, Paris HL, Foright RM, Peth J. Attenuating the Biologic Drive for Weight Regain Following Weight Loss: Must What Goes Down Always Go Back Up? [J]Nutrients. 2017，9（5）:468.

[23] 沈倩青，张光明.饮用水反复烧开对水质的影响[J].环境科学与技术,2011,34（5）:128–134.

[24] 中国营养学会.中国居民膳食指南2022[M].北京：人民卫生出版社，2022.

[25] Jerrilynn D. Burrowes, Csaba P. Kovesdy, Laura D. Byham Gray. Nutrition in Kidney Disease[M].Humana, Cham:2020–01–01.

[26] 中国疾病预防控制中心营养与健康所 .《中国食物成分表》标准版（第 6 版）[M]. 北京：北京大学医学出版社，2018.

[27] 王卫平，孙锟，常立文 . 儿科学 [M].9 版 . 北京：人民卫生出版社，2018.

[28] 谢幸，孔北华，段涛 . 妇产科学 [M].9 版 . 北京：人民卫生出版社，2018.

[29]（德）克里斯蒂安·冯·勒费尔霍尔茨著；庄仲华译 . 健身营养全书：关于力量与肌肉的营养策略 [M]. 北京：北京科学技术出版社，2018.

[30] 杨月欣 . 中国食物成分表（第6版）[M]. 北京：北京大学医学出版社，2018.

[31] 孙长颢 . 营养与食品卫生学 [M]. 北京：人民卫生出版社，2017.

[32] 吴国豪 . 临床营养治疗理论与实践 [M]. 上海：上海科学技术出版社，2015.